Vom Garten in die Vorratskammer
Selbstversorgung einfach erklärt

Marco Strahlendorf

Marco Strahlendorf

Vom Garten in die Vorratskammer

Selbstversorgung einfach erklärt

Nutzgarten planen & anlegen / Obst & Gemüse anbauen / Die Ernte natürlich haltbar machen

Inhaltsverzeichnis

Aus Liebe zur Natur ...

... werden Sie, liebe Leser in diesem Buch keine inspirierenden Fotos, erklärenden Illustration und auch keine ellenlangen Rezeptlisten finden. Der Verzicht auf dieses schmückende Beiwerk ist eine bewusste Entscheidung des Birne Verlags. Durch diese Entscheidung konnten wir die Seitenanzahl dieses Buches um 20 % reduzieren und Sie können somit ein nachhaltiges und ressourcenschonendes Buch in den Händen halten. Nachhaltigkeit und das Schonen von Ressourcen hat beim Birne Verlag einen sehr hohen Stellenwert: Dieses Buch wird zum Beispiel erst gedruckt, wenn es von Ihnen bestellt wurde. So stellen wir sicher, dass kein Blatt Papier umsonst geschnitten und bedruckt wird. Der Birne Verlag zeichnet sich dadurch aus, dass ausschließlich Bücher veröffentlicht werden, die auf einfache Weise fundiertes Wissen vermitteln.

Damit Sie, lieber Leser dennoch nicht auf leckere und inspirierende Rezepte mit frischen Zutaten aus Ihrem eigenen Garten verzichten müssen, finden Sie ein digitales Rezeptbuch unter:
www.versorgt.birne-verlag.de
Passwort: haltbar

Gerne erweitern wir dieses digitale Rezeptbuch auch mit Ihrem Lieblingsrezept. Schreiben Sie uns einfach Ihr Lieblingsrezept an: rezept@birne-verlag.de.

Vorwort

Willst du für eine Stunde glücklich sein,
so betrinke dich.
Willst du für drei Tage glücklich sein,
so heirate.
Willst du aber ein Leben lang glücklich sein,
so schaffe dir einen Garten an.

Den Wahrheitsgehalt dieses chinesischen Sprichworts kann jeder Gärtner bestätigen. Kaum eine Tätigkeit ist erfüllender und bietet mehr Herausforderungen, aber auch Erfolgserlebnisse als das Anlegen eines eigenen Gartens. Dabei braucht es kein weitläufiges stattliches Anwesen auf dem Land, um sich den Traum vom eigenen Garten zu erfüllen. Platz ist auf der kleinsten Fensterbank. Dank modernen Trends wie dem Urban Gardening und genialen Erfindungen wie dem Hochbeet und faltbaren Pflanztaschen lebt auch ein Garten nach dem Prinzip: Wer will, findet einen Weg (und Platz dafür), wer nicht will, findet eine Ausrede. Von der XXL-Streuobstwiese bis zum Blumentopf auf der Fensterbank ist alles möglich.

Nutzgarten planen und anlegen

Garten, Hochbeet oder Balkongarten

Der eigene Garten

Wer ein Stück Grün rund ums Haus sein Eigen nennen darf, wird über kurz oder lang darüber nachdenken, wie der Platz am besten zu nutzen ist. Einige Überlegungen vorab zu tätigen, schützt später vor Enttäuschungen:
Wie viel Fläche steht tatsächlich für die Kultivierung von Pflanzen zur Verfügung?
Wie viel soll rund ums Haus für Auto, Besucherparkplatz, Kinderspielplatz, Terrasse usw. frei bleiben?
Wofür ist die reservierte Grünfläche am ehesten geeignet (Bodenbeschaffenheit, Lichtverhältnisse)?
Was soll am Ende des Gartenjahres der Lohn der Mühen sein?
Wie viel Zeit kann ich pro Tag (!!!) für die Pflege meines Gartens investieren (Bewässerung, Unkraut jäten, Schnitt etc.)?
Welche Art von Garten soll es letztendlich werden (Ziergarten, Wohlfühlgarten, Nutzgarten, Wildwuchs willkommen)?

Ein Hoch auf das Hochbeet

Eine der wirklich cleveren Errungenschaften, die der Trend des Urban Gardening uns beschert hat, ist das Hochbeet. Es ist sowohl in seiner Anschaffung als auch in seiner Verwendung extrem vielseitig und kann mehr oder weniger das ganze Jahr hindurch genutzt werden.

Die Vorteile

Rückenschonendes Arbeiten

Gärtnern ohne Knie und Rücken einer Dauerbelastung auszusetzen, ist mit einem Hochbeet bequem und einfach möglich. Selbst für Menschen, die langes Stehen nicht (mehr) gut vertragen, kann ein Hochbeet im Sitzen vom Gartenstuhl aus immer noch bepflanzt, gegossen, gejätet und abgeerntet werden. Wer Tag für Tag seines Lebens mit dem Garten und für den Garten gelebt hat, muss also auch im fortgeschrittenen Alter nicht auf ihn verzichten.

Alles im Blick

In einem Beet oder Acker kann man bei üppigem Pflanzenwuchs schon mal den Überblick verlieren. Das Hochbeet bietet hier die deutlich bessere Perspektive. Unliebsames Beikraut (echte Gärtner wissen es: Unkraut gibt es nicht!) kann schnell und problemlos gezupft werden, damit der Blick wieder für das Wesentliche frei wird. Auch reife Früchte lassen sich schneller als solche erkennen und können ihre Pracht nicht ganz so lange vor unseren Augen verstecken wie in Bodennähe.

Mehr Ertrag auf kleinem Raum

Da Hochbeete idealerweise mit einer Mischung aus Kompost und hochwertiger Gartenerde oder einem speziellen Pflanzsubstrat (z. B. für Tomaten oder Kräuter) befüllt werden, kann von vornherein mit höheren Erträgen gerechnet werden. Nährstoffreiches Erdreich ermöglicht je nach Pflanze mehrere Ernten pro Gartensaison (z. B. bei Möhren oder Radieschen).

Ein Platz an der Sonne

Das Hochbeet erwärmt sich durch Sonneneinstrahlung um einiges schneller als der Boden. Die Sonne wärmt das Beet und seine Bewohner hier nämlich nicht nur von oben, sondern auch von allen Seiten. Diese geben die Wärme konstant nach innen ab. Besonders im Frühjahr macht sich dieser Effekt bemerkbar, wo es je nach Lage einige Wochen länger dauern kann, bis der Boden völlig frostfrei ist. Auch wenn die Differenz oft nur 2 oder 3 Grad Celsius beträgt, kann dies beim Keimen von Samen oder der Anzucht von Jungpflanzen bereits der kleine, aber alles entscheidende Unterschied sein.

Feindliche Übernahme ausgeschlossen

Einige Fressfeinde müssen die Pflanzen im Hochbeet gar nicht fürchten. Schnecken schaffen den Weg nach ganz oben nur selten. Meist werden sie und ihre unlauteren Absichten lange vor dem Gipfelsieg ertappt. Wer nicht regelmäßig kontrollieren möchte, beugt zusätzlich mit einem Kupferband oder einem speziellen Schneckenzaun vor. Gegen Mäuse hilft ein feinmaschiges Gitter am Boden des Beets. Die Kohlfliege schafft nur eine Flughöhe von maximal 50 Zentimetern, was das Hochbeet für sie ebenfalls zum Sperrgebiet erklärt. Und sogar die feinen Sporen mancher Pilze, die es liebend gern auf Tomaten und Kartoffeln abgesehen haben, scheitern an der stabilen Behausung in luftiger Höhe.

Eine saubere Sache

Auch wenn es für passionierte Gärtner nichts Schöneres gibt, als die Erde unter den Fingern zu spüren und mit ihr gleichsam die Verbundenheit zur Natur: Kleider, Schuhe und die handelnden Personen selbst bleiben mit einem Hochbeet länger frisch und sauber. Der Maulwurf-Look ist nicht jedermanns Sache.

Optischer Aufputz für Garten und Terrasse

Hochbeete können nicht nur praktisch sein. Je nachdem, wie viel Geld man investiert und für welches Material man sich entscheidet, bieten sie ein optisches Highlight auf Terrasse und Balkon. Sie dienen als Sichtschutz vor neugierigen Zaungästen ebenso wie als natürliche Begrenzungen und Raumteiler, der etwa den Essbereich vom Nutzgarten trennt.

Welche Materialien sind geeignet?

Hochbeete können fertig gekauft, aber auch in liebevoller Handarbeit selbst gestaltet, angelegt und beliebig erweitert werden. Dem persönlichen Geschmack sind hier keine Grenzen gesetzt. Wer es gerne harmonisch und schlicht mag, sollte sich für ein Material entscheiden. Wer hingegen dem wilden Charme des „Guerilla Gardening" verfallen ist, darf auch hier gerne nach dem Motto „Erlaubt ist, was gefällt" seiner Kreativität freien Lauf lassen.

Ziegel, Natursteine, Beton

Ist der Standort das ganze Jahr über für ein Hochbeet reserviert, kann ein „Dauerhochbeet" aus Ziegeln oder Naturstein angelegt oder sogar aus Beton gegossen werden. Vorab sollte jedoch geklärt werden, ob die Lage sich für die geplante Bepflanzung wirklich gut eignet. Auch die Kostenfrage sollte an dieser Stelle gestellt werden. Naturstein etwa ist sicher optisch am ansprechendsten, aber leider auch teuer. Entscheidet man sich für Beton, ist ein frostsicheres Fundament unabdingbar, da die Freude daran sonst nur von kurzer Dauer ist. Ziegel und ausrangierte Wegplatten hingegen sind günstig, vielseitig verwendbar und geben sich mit einem simplen Kiesbett als Untergrund zufrieden.

Metall

Langlebig, robust und witterungsbeständig sind Anlagen aus Metall. Der Gestaltung sind hier keine Grenzen gesetzt. Der Industrie-Look mit bewusst verrosteter Oberfläche hat in den letzten Jahren vermehrt Einzug in die heimischen Gärten gehalten. Wer es gerne formschön und beständig mag, lässt die Oberfläche verzinken oder entscheidet sich von vornherein für eine bestimmte Beschichtung. Wichtig beim Einsatz von Metall: Die Innenwände müssen unbedingt isoliert werden. Eine Styroporplatte von ca. drei bis fünf cm Stärke reicht schon aus. Metall kann bei direkter Sonneneinstrahlung stark erhitzen und würde ohne Isolationsschicht die Wurzeln verbrennen.

Holz

Wer die Natur mag, wird Holz im Garten lieben. Leider braucht Holz auch immer wieder mal Pflege. Es kann den Kräften der Natur durch die Jahreszeiten hindurch auch nur bedingt standhalten. Eine umweltfreundliche Lasur schützt die Außenseite vor Verwitterung und trägt somit langfristig auch zum Erhalt der Stabilität bei. Die Innenwände sollten mit Teich- oder Noppenfolie vor der Feuchtigkeit des Erdreichs geschützt werden. Wichtig: Den Boden keinesfalls mit Folie auslegen. Das Wasser muss unbedingt abfließen können, um Staunässe zu vermeiden. Für welches Holz man sich letztendlich entscheidet, ist Geschmackssache und eine Frage des Geldes. Heimische Hölzer wie Fichte, Kiefer oder

Tanne sind günstig, aber anspruchsvoll und tendenziell eher kurzlebig. Länger profitiert man von einem Hochbeet aus Eichenholz oder Lärche. Wer die Natur im Garten liebt, dem liegt diese auch weltweit am Herzen. Tropische Hölzer fragwürdiger Herkunft sind daher nicht unbedingt die erste Wahl. Auch wenn Zertifikate auf Nachhaltigkeit und Wiederaufforstungsprojekte am Herkunftsort verweisen, lenken diese leider oft nur davon ab, dass diese gerodeten Flächen unwiederbringlich verloren sind. Wer hingegen dem Trend des Upcyclings etwas abgewinnen kann und handwerklich nicht gänzlich talentfrei ist, nimmt Holzpaletten als Grundlage für sein Hochbeet. Ihre Zwischenräume ermöglichen sogar noch eine vertikale Bepflanzung nach außen hin. Eine moderne Interpretation der „Hängenden Gärten der Semiramis" ist damit kostengünstig möglich. Und wer träumt schließlich nicht davon, eines der sieben Weltwunder im eigenen Garten zu beherbergen?

Kunststoff

Plastik im Garten scheidet die Geister und löst unter Gärtner immer wieder Diskussionen aus. Grundsätzlich gilt: Recycling ist immer eine großartige Sache. Und wenn Ausgangsmaterial vorhanden ist, welches sich für den Bau eines Hochbeetes eignen würde, spricht absolut nichts dagegen. Eine echte Augenweide werden diese Konstrukte aber eher selten sein. Wer gerne erste Gehversuche mit einem Hochbeet machen möchte, ohne viel Geld investieren zu müssen, ist mit einfachen Kunststoffvorrichtungen aber fürs erste sicher gut bedient.

Aufsätze: Die Krönung

Ein Hochbeet ist multifunktional. Mit ein paar einfachen Handgriffen und Extras kann es zum Frühbeet und sogar zum Mini-Gewächshaus befördert werden. Folie, Vlies oder einfache Abdeckungen aus Plexiglas schützen die jungen Pflanzen in der kühleren Jahreszeit vor Frost. Wärme und Feuchtigkeit werden besser gespeichert und kommen so dem Wachstum zugute. Die Gartensaison kann früher beginnen, aber auch im Herbst noch verlängert werden. Die günstigste Variante sind hier Rundbögen aus Metall oder stabilem Gartendraht, die einfach in die Erde gesteckt werden. Folie und Vlies werden darüber gespannt und mit Heringen oder Steinen am Boden befestigt. Wer es gerne etwas stabiler mag, kann Plexiglas-Scheiben ähnlich wie Fensterläden am Rand befestigen. Je nach Witterung können sie geöffnet werden oder zum Schutz der Pflanzen geschlossen bleiben. Alte Fenster sind für dieses Unterfangen übrigens nicht zu empfehlen. Zum einen lässt Fensterglas keine UV-Strahlen durch, zum anderen ist es den Naturgewalten wie Hagel oder Föhnstürmen, aber auch diversen fehlgeleiteten Fußbällen und Frisbee-Scheiben hilflos ausgeliefert. Die Profi-Variante stellen Gewächshaus-Aufsätze dar. Es gibt sie inzwischen auch mit beweglichen Fenstern, was sie bis zum Sommer zum verlässlichen Verbündeten im Kampf gegen die Elemente macht.

Die Füllung Die inneren Werte zählen

Das schönste Hochbeet wird den gewünschten Ertrag nicht liefern, wenn den Pflanzen keine perfekte Basis für ihr Wachstum geboten wird. Auch beim Erfolgsrezept für ertragreiches Gärtnern sind aller guten Dinge 3:

Ganz unten: Die Drainage bildet die Basis und den perfekten Start. Circa 30 bis 50 Zentimeter sollten ihr an Platz zugesprochen werden. Geeignet sind Hackschnitzel, gehäckselter Strauchschnitt sowie kleinere Äste und Zweige. Die Drainage soll das Wasser zuverlässig und konstant abfließen lassen. Staunässe ist auch im Hochbeet zu vermeiden.

Die Mittelschicht: Sie besteht idealerweise aus nährstoffreichem Kompost. Wenn beim Anlegen des Beetes Rasensoden ausgestochen wurden, können diese vorab mit dem Grün nach unten ins Beet. Schließlich ist auch bei der Gartenarbeit „verwenden statt verschwenden" oberstes Gebot.

Die oberste Schicht: Die eigentliche Pflanzschicht misst lediglich 15 bis 20 Zentimeter. Sie besteht aus erstklassiger Gartenerde, vermengt mit Kompost. Ein Mischverhältnis von 1:1 ist ideal. Wer auf fertige Substrate aus dem Gartencenter setzt, sollte Produkte ohne Torf bevorzugen. Auch für seine Gewinnung muss die Natur einen hohen Preis bezahlen. Apropos Preis: Gerade Anfänger in Sachen Gärtnern tun gut daran, sich bei Nachbarn und Freunden nicht nur mit Tipps, sondern auch mit Kompost und Humus einzudecken. Größere Gärten werfen mit den Jahren genug ab, um all jenen etwas abzutreten, die gerade erst in den Startlöchern buddeln. Das spart nicht nur Geld, sondern schont auch Ressourcen und dient eindeutig dem Gedanken der Nachhaltigkeit. Wenn der Tauschhandel unter Gärtner blüht, wird der Garten alsbald folgen.

Kein Leerlauf in Herbst und Winter

Nur weil das offizielle Gartenjahr vorbei ist, macht das Hochbeet nicht notwendigerweise Pause. Wenn im Spätherbst alles erfolgreich abgeerntet wurde, kann es bis zum Frühling als Kompostmiete dienen. Der so gewonnene Dünger kann dann gleich wieder an Ort und Stelle zum Einsatz kommen.

Was wächst in einem Hochbeet?

Wer bei Hochbeet nur an Salat und Küchenkräuter denkt, irrt. Ein Hochbeet wird mit der richtigen Füllung und am richtigen Standort kaum einen Wunsch unerfüllt lassen. Kartoffeln etwa gedeihen prächtig, benötigen aber eine einfachere Mischung aus Gartenerde und Kompost. Grundsätzlich richtet sich die Bepflanzung im Hochbeet ganz so wie im „richtigen“ Garten nach der Jahreszeit:

Im Vorfrühling

Wenn die Forsythien zu blühen beginnen, kann das Hochbeet mit Radieschen, Kresse und Kopfsalat bestückt werden. Auch Kohlrabi und Zwiebeln sind gerne bei den Ersten im Garten mit dabei. Ob die Jungpflanzen gekauft oder selbst den Winter über an der Fensterbank vorgezogen werden, ist jeder/jedem selbst überlassen.

Von Frühling bis Herbst

Salat, Spinatpflanzen und Küchenkräuter können jetzt ebenfalls angepflanzt werden. Geeignet sind Schnittlauch, Petersilie und Frühlingszwiebeln. Möhren, Knoblauch und Lauch können nun auch gesetzt und bis zum Herbst gerne Dauergäste im Hochbeet werden. Empfindsame Gemüter wie Dill sollten erst nach den Eisheiligen ins Freie gesetzt werden. Auch die mediterranen Gemüsesorten wie Tomaten, Paprika und Zucchini und die dazu passenden Kräuter wie Oregano und Thymian sollten nicht zu früh Kontakt mit der Außenwelt bekommen. Gut geschützt sind starke Jungpflanzen dennoch zäher als man denkt.

Frühsommer

Fenchel-, Auberginen- und Kürbispflanzen dürfen nun mit ins Beet. Sie mögen es tendenziell lieber warm, entschädigen uns dafür aber gerne mit reicher Ernte. Wer Erdbeeren liebt, tut nun gut daran, diese in sein Hochbeet zu setzen. Verschiedene Sorten im selben Beet befruchten sich gegenseitig und erzielen somit mehr Ertrag.

Hochsommer

Die Zeit der Gemüse-Ernte aber vor allem des Gießens und der Pflanzenpflege ist erreicht. Welke Blätter und tote Triebe gehören regelmäßig entfernt, damit die Pflanze ihre Energie in frische Triebe lenken kann.

Herbst

Wurde einmal erfolgreich abgeerntet, kann das Hochbeet im Herbst noch einmal mit Feldsalat, Spinat oder Radieschen bestückt werden. Fruchtgemüse wächst jetzt keines mehr.

Der Balkongarten

Platz ist bekanntlich in der kleinsten Ecke. Dies gilt auch für das Gärtnern. Wer „nur" einen Balkon zur Verfügung hat, kann trotzdem Gartenträume wahr werden lassen. Gefordert sind lediglich Kreativität, Fantasie und klare Prioritäten. Alles wird sich auf kleinster Fläche sicher nicht ausgehen. Auch die Lage des Balkons (Himmelsrichtung) ist ein Faktor, den es zu berücksichtigen gilt.

Das Glashaus: Gärtnern ganzjährig und fast ohne Limit

Die Anschaffung eines Gewächshauses für den Selbstversorgergarten hat viele Vorteile. Ein Nachteil: Die erstmalige Investition ist je nach Größe und Modell kostspielig. Wer jedoch die Erträge an Gemüsesorten bedenkt, die ein Glashaus entsprechender Größe einen Großteil des Gartenjahres hindurch zu liefern vermag, wird einiges an Geld beim Einkaufen im Supermarkt sparen. Auch das selbst Heranziehen der Jungpflanzen spart im Gegensatz zur Fahrt in die Gärtnerei je nach Menge Geld ein, welches gut und langfristig in den Ausbau und die Optimierung des Selbstversorger-Gartens investiert werden kann. Nächster möglicher Nachteil: Der Platz, an welchem das Häuschen stehen soll, ist bis auf Weiteres blockiert. Die Vorteile überwiegen jedoch. Nicht nur, dass Tomaten und Gurken dort zuverlässig und prächtig gedeihen können, ab Januar oder Februar können dort Jungpflanzen selbst vorgezogen werden. Ihnen folgen im März dann Radieschen, Kresse, Kohlrabi und früher Salat. Dieser kann im Glashaus bis in den späten Herbst hinein angebaut werden. Bei der Frage nach dem idealen Standort ist zu berücksichtigen, dass die meisten Gewächshausbewohner es gerne sonnig und warm mögen. Letzteres kann durch die Wahl eines beheizbaren Modells gewährleistet werden, Sonne zu imitieren wird jedoch schwierig bis teuer und soll auch nicht der Sinn eines Anzucht- oder Gewächshauses sein. Manche Modelle werden als sogenannte „Anlehnhäuser“ angeboten. Sie verfügen über ein Pultdach und eine gerade Seitenfläche, die direkt an Haus, Garage, Schuppen oder Gartenmauer anschließen kann. Zu weit weg vom Haus macht ein Gewächshaus auch wenig Sinn, da der Weg zum frischen Gemüse dann gerade im unwirtlichen Frühling und gelegentlich stürmischen Herbst zu lange sein kann. Wer Platz und entsprechend viele Ideen hat, wie sie oder er das Gewächshaus nutzen möchte, tut gut daran, auf ein qualitativ hochwertiges Modell zu setzen, welches preislich zwar teurer ist, dafür aber lange Zeit jeder Witterung und auch so manchem fehlgeleiteten Fußball zu trotzen vermag. Foliengewächshäuser sind in der Regel günstiger, aber weniger stabil und langlebiger als jene aus Aluminiumrahmen und Spezialglas. Der Standort sollte neben den idealen Lichtbedingungen und der Fußläufigkeit zum Haus auf jeden Fall auch ebenerdig sein. Je nach Modell ist ein Kiesbett als Fundament empfehlenswert, manche Anbieter haben ihre Bausätze aber schon so konzipiert, dass das Grundgerüst in Beton eingelassen und so im Boden verankert wird. Als besonders vielseitig erweisen sich Gewächshäuser, bei welchen die Türen an warmen Tagen ausgehängt werden können. Die Pflanzen genießen dann die Vorteile des geschützten Wachstums und der Natur gleichermaßen. Auch ein flexibles Innenleben gewährleistet maximale Ausnutzung und Freude an der Arbeit. Der einschlägige Fachhandel bietet dafür eine

Vielzahl an Regalsystemen und Erweiterungsmodulen an, die großteils zwar sinnvolle Ergänzungen darstellen, aber mit ein wenig Geschick auch kostengünstig selbst hergestellt werden können.

Was ist möglich?

Ein Frühbeet, Hochbeet und Mini-Gewächshaus in der All-in-One-Variante wie oben beschrieben, ist auch für den Balkon eine gute Idee. Die kleinen Pflanzen können den Winter über auf der warmen Fensterbank vorgezogen werden und dann in das geschützte Frühbeet übersiedeln. Am Balkon profitiert man hier zusätzlich von der Wärme, die von der Hauswand reflektiert wird.

Bei Südlage kann auch auf dem Balkon an Spalierobst (in Form von Säulenobst) gedacht werden. Die Klassiker Apfel, Birne und Kirsche bieten sich natürlich an, aber auch Pfirsiche oder Aprikosen gibt es in robusten Züchtungen speziell für ein Leben im Topf. Sie können in der kühlen Jahreszeit mit Vlies bedeckt werden, profitieren ebenso von der Lage an der Hauswand und können den Eigenbedarf an Sommerobst abdecken. Auch diese Bäume sollten, selbst wenn sie „nur" im Topf stehen, regelmäßig professionell beschnitten werden. In speziellen Kursen für Hobby-Gärtner kann man auch diese Kunst selbst erlernen und benötigt keine Hilfe von außen.

Töpfe sind sehr vielseitig für den Balkon einsetzbar. Sie sind platzsparend, können immer wieder von A nach B geräumt und im Herbst platzsparend zwischengelagert werden. Grundsätzlich kann in einem Topf mit ausreichend guter Erde und regelmäßiger Bewässerung alles wachsen, was auch direkt im Boden Wurzeln schlagen würde. Gurken, Zucchini und Spinat zum Beispiel sind da ganz unkompliziert. Eine sichere Bank unter den Topfpflanzen für den Balkon sind auf jeden Fall:

Salat: Ein wenig unorthodox mag es erscheinen, aber Salatköpfe gedeihen auf dem Balkon am besten in Blumenkästen. Verschiedene Sorten – farblich abwechselnd gesetzt – sind ein schmackhafter und vitaminreicher Hingucker. Gleichzeitig wird garantiert kein Platz verschwendet.

Tomaten: Sie können auf der Fensterbank vorgezogen und nach den Eisheiligen umgetopft und ins Freie übersiedelt werden. Achtung: Sie mögen keine Nässe von oben, eine Überdachung sollte ihnen daher gegönnt werden. Diese schützt sie auch vor allzu intensiver Sonne. Tomaten benötigen speziell in einem Topf sehr viel Wasser. Beim Einpflanzen sollte ein entsprechend hoher Rand dafür angedacht werden. Ist mit Windböen oder Sturm zu rechnen, sollte eher auf Buschtomaten gesetzt werden. Sie werden maximal 60 cm hoch und trotzen so den Naturgewalten. Geschmacklich punkten Kirschtomaten. Auch hängende Sorten gibt es bereits, die gerne den Sommer über in einer Blumenampel verbringen.

Paprika und Chilis: Auch sie sind zuverlässige Mitbewohner auf dem Balkon. Besonders Paprikapflanzen liefern im Topf reiche Ernte und sehen darüber hinaus auch sehr dekorativ aus. Wer gerne alles aus einer Hand mag, nimmt im Spätsommer Samen ab und trocknet diese bei Raumtemperatur. Der Anzucht aus eigener Vermehrung steht im nächsten Frühjahr dann nichts mehr im Wege.

Beeren: Erdbeeren, Himbeeren, Brombeeren usw. sind wunderbar für die Anzucht am Balkon geeignet. Der eigene, ganz persönliche Naschgarten ist mit ihnen garantiert. Erdbeeren sollten keinen direkten Kontakt mit dem Erdreich haben, da die reifen Früchte sonst schnell zu schimmeln beginnen. Eine Lage Stroh dazwischen kann das verhindern. Auch sie gibt es als platzsparendes Säulenobst oder hängende Varianten für Blumenampeln.

Kräuter: Sie können in kleineren Töpfen, Körben oder Ampeln platzsparend zwischen den „Großen" wachsen und gedeihen. Die meisten Küchenkräuter schätzen allzu viel direkte Sonne ohnehin nicht und freuen sich über ein Schattendasein. Robust und an der Hauswand ganzjährig im Freien stehen können Rosmarin und Salbei. Basilikum übersiedelt lieber erst im Vollfrühling nach draußen. Wer gerne Cocktails mixt, wird sich über Minze aus eigenem Anbau besonders freuen. Die Sortenvielfalt ist hier mittlerweile international.

Den Garten planen

Wie bei jeder Immobilie ist auch beim Garten die Lage entscheidend. Vieles schließt die Höhenlage schon einmal von vornherein aus. Wer nicht gänzlich auf Permakultur umsteigen will, nimmt die natürlichen Gegebenheiten hin und richtet den Garten nach ihnen aus. Gegen die Natur zu arbeiten, hat in der Geschichte der Landwirtschaft noch nie funktioniert. Ähnliches gilt für die Lichtverhältnisse. Ist ein Altbestand (Streuobstwiesen, Gemüsegarten, Blumenbeete) vorhanden, so bietet dieser für erste schon mal eine gute Orientierung. Aber auch aus der Not eine Tugend zu machen, ist im Garten kein Akt der Verlegenheit, sondern eine äußerst clevere Idee:

Bei steinigen Böden etwa, die auch mit größter Mühe kein Fruchtgemüse hervorbringen würden, empfiehlt sich die Anlage eines Steingartens.

Auch Trockenbeete mögen es extrem. Sie lieben die volle Sonne und sind daher für Gäste aus dem Süden ideal: Thymian und Lavendel, Oregano, Judasbaum und Sommerflieder sorgen für Abwechslung. Wo kein Obst und kein Gemüse angebaut werden kann, soll eben etwas Schönes erblühen.

Schotter/Schotterboden hingegen kann durch die Beigabe von Humus und Lehm relativ einfach aufgewertet werden und zum Beispiel Aprikosenbäume oder sogar Nektarinen beherbergen, die beide gut durchlässige Böden schätzen.

Sonne Licht und Schatten

Nicht alle Pflanzen lieben direktes Sonnenlicht. Manche profitieren davon, fordern aber gerade im Hochsommer ihren Tribut, wenn das Bewässern zur tagesfüllenden Aufgabe wird. Kürbisse und Zucchini etwa lieben es warm, kommen aber auch ein oder zwei Tage ganz gut ohne Wasser aus. Tomaten hingegen verzeihen so eine Nachlässigkeit eher selten, mögen aber auch kein Wasser „von oben“ – egal, ob es direkt aus den Wolken oder der Gießkanne kommt. Für Sonne und Wasser gilt gleichermaßen: Zu viel ist mindestens so schlecht wie zu wenig. Und gerade beim Bewässern ist abgestandenes Regenwasser die erste Wahl. Wer keine Zisterne mit Pumpstation sein Eigen nennen kann, wird am exzessiven Schleppen von Gießkannen nicht vorbeikommen.

Gemüsegarten Fruchtfolge und Nachbarschaftskonflikte

Pflanzen sind Lebewesen. Jede Gärtnerin und jeder Gärtner kann das bestätigen. Sie reagieren auf Vernachlässigung genauso wie auf Kritik. Sie werden von Lob angespornt und hören sogar gerne Musik, wie wissenschaftliche Studien zeigen. So ist es auch nicht verwunderlich, dass es Pflanzen gibt, die sich partout nicht leiden können. Diese Zwistigkeiten zeigen sich im Allgemeinen durch Wachstumsverweigerung. Die Pflanzen streiken und gehen ein. Wer den Garten möglichst lange bewirtschaften und abernten möchte, hält sich also zum einen an die Gegebenheiten der Fruchtfolge, und respektiert zum anderen bestimmte Animositäten seiner Bewohner.

Fruchtfolge

Fruchtfolge oder Fruchtwechsel bezeichnet die Abfolge der verschiedenen Gemüsesorten im Garten. Das Gartenjahr beginnt im Frühjahr mit den Vorkulturen. Zu ihnen zählen Kopfsalat, Spinat, Radieschen und Rettich. Je kürzer die Entwicklungszeit der jeweiligen Sorte, desto besser. Manche Vorkulturpflanzen können zweimal hintereinander angepflanzt werden, allerdings nicht an derselben Stelle. Im Frühsommer folgen dann die Hauptkulturen. Auch für sie gilt: Gleiche Sorten am besten erst nach drei Jahren wieder an Ort und Stelle pflanzen. Betroffen davon sind besonders Möhren, Zwiebeln, Erbsen, Lauch, Sellerie und Rote Rüben. Im Herbst kann noch einmal mit den sogenannten Nachkulturen ein ertragreicher Ausklang im Gemüsebeet erfolgen. Sämtliche Pflanzen aus dem Spektrum der Vorkulturen erfüllen hierfür die Bedingungen.

Auf gute Nachbarschaft

Feldsalat ist der unkomplizierteste Bewohner im Beet und kommt mit allen klar. Sein exotisches Pendant, die Asia- oder

Pflücksalate hingegen hegen Aversionen gegen Erdbeeren, Kohlgewächse und Zwiebel. Auch Zucchini, Kürbis und Mangold sind kompatibel mit anderen Gemüsesorten. Rote Bete mag keine Möhren, keinen Spinat oder Mangold neben sich. Knoblauch duldet keine Bohnen, Erbsen oder Kohlgewächse in seiner Nachbarschaft. Die Liste kann noch fortgeführt werden. Wie auch wir Menschen sind Pflanzen höchst individuell und wählerisch in ihrem Umgang.

Bodenbeschaffenheit

Wie sich der Boden im eigenen Garten zusammensetzt, ist essenziell für alle weiteren Pläne und Schritte zu seiner Nutzung und Bepflanzung. Böden unterscheiden sich augenscheinlich in ihrer Struktur und Zusammensetzung. Besonders wichtig ist hierbei das Verhältnis zwischen organischen und mineralischen Komponenten. Zu ermitteln gilt es auch den pH-Wert. Er gibt Aufschluss darüber, ob der Boden tendenziell eher sauer, basisch oder neutral ist.

Eine Bodenprobe lässt sich am besten professionell von einem Labor durchführen. Dies kostet zwar Geld, liefert dafür aber die exaktesten Ergebnisse. Wer gerne selbst das Erdreich analysieren möchte, führt eine Schlämmprobe durch. Anleitungen dafür liefern Internet und YouTube reichlich. Dasselbe gilt für die Ermittlung des pH-Werts.

Bodenarten

Sandböden: Sie sind von Natur aus nicht sehr fruchtbar und benötigen mehr Wasser. Ihr Ertrag kann durch die Zugabe von Humus, organischem Dünger, Lehm oder Tonmineralien gesteigert werden. Für sie eignet sich auch das Mulchen (siehe weiter unten) zur Verbesserung ganz besonders.

Lehmböden: Sie sind die idealen Böden für den Gemüseanbau. Der Lehm verfügt über hervorragende Speicherqualitäten von Feuchtigkeit, was das Bewässern einfacher macht.
Ton- und Marschböden: Wer nach längeren Regenperioden seinen Garten tagelang nicht oder nur mit Gummistiefeln betreten kann, darf sich dieser Bodenart gewiss sein. Sie enthalten zwar viele Nährstoffe, benötigen aber viel Hingabe in Form von Umstechen des Bodens, Einbringen von Humus und Dünger sowie der Beigabe von Sand.

Mulchen

Eine biologische, einfache und kostengünstige Möglichkeit, kargen Boden optimal aufzuwerten, ist das Mulchen. Es kann für Rasen aber auch beim Obst- und Gemüseanbau gute Erfolge erzielen. Der Boden wird dabei mit Grasschnitt oder Laub bedeckt. Dies kann von Hand geschehen, es gibt aber auch eigene Geräte dafür, ähnlich einem Rasenmäher.
Mulch hält bei Hitze Feuchtigkeit im Boden und speichert gleichzeitig die Tageswärme. Dadurch wird die Wachstumsphase verlängert. Bei starkem Regen oder Wind wird durch die Mulch-Schicht das Auswaschen des Bodens bzw. die Erosion verhindert. Das besonders Geniale daran: Die Mulch-Schicht kompostiert sich selbst. Sie liefert somit eine konstante Nährstoffzufuhr und wirkt als organischer Dünger. Mithilfe der Regenwürmer und anderen Nützlingen wird

das Mulch-Material immer tiefer in die Bodenschichten eingebracht. Aber auch gegen allzu stark wachsendes Beikraut ist Mulchen eine sanfte Waffe. Die Mulch-Schicht schützt vor allzu viel Sonnenlicht, was das ungehinderte Wachstum ein wenig einzudämmen vermag.

Umstechen/Harken

In weniger schwierigen Fällen reicht es aus, die verkrustete Oberfläche des Bodens mit Schaufel, Spitzhacke oder Harke zu lockern. Unerwünschtes Beikraut wird entfernt und die Oberflächenstruktur des Erdreichs wird aufgebrochen. Dies beugt zu rascher Verdunstung der Bodenfeuchtigkeit vor.

Kompostierung

Wer im Kreislauf der Natur leben möchte, gibt ihr so viel wie möglich wieder zurück. Gerade das Gärtnern ist eine Tätigkeit, die zeitgemäße Schlagworte wie Recycling, Nachhaltigkeit und biologisch schon seit jeher kennt. Wer seine Gartenabfälle kompostiert, leistet darüber hinaus einen wichtigen Beitrag in Sachen Müllvermeidung. Diese Begriffe mögen im Moment in aller Munde sein, das Rad neu erfinden muss man dafür allerdings nicht. Ein besonderer Stellenwert kommt in diesem Zusammenhang dem Kompostieren zu. Küchen- und Gartenabfälle wie abgemähtes Gras, Laub, Strauchschnitt, Fallobst usw. werden auf diese Weise wieder dem Boden als Nährstofflieferanten zugeführt. Je nach Art der Kompostierung können sie in wenigen Wochen wieder dem natürlichen Kreislauf des Gartenjahres aufs Neue gute Dienste leisten.

Allgemeines zur Kompostierung

Für welche Anlage und welche Methode man sich entscheidet, hängt im Wesentlichen vom verfügbaren Platz ab. Grundsätzlich unterscheidet man sieben Arten der Kompostierung, die praktikabel für große und kleine Gärten sind. Selbst wenn nur eine Terrasse zur Verfügung steht, kann erfolgreiches Kompostieren auch für Minimalisten gelingen. Unabhängig von Methode und Umfang ist es wichtig, dass keine Fleischreste oder Knochen im Kompost landen. Sie ziehen nicht nur nachtaktive Aasfresser wie Füchse in den Garten, sondern locken auch Ratten Richtung Haus. Die cleveren Tiere können dieser verlockenden Spur nach „mehr" dann schnell bis ins Innere des Hauses folgen. Und: So groß die Liebe zur Natur und ihren zahlreichen Bewohnern auch sein mag: Manche davon möchte man definitiv nicht im Haus haben.

Ein klassischer Komposthaufen ist sehr nützlich, aber tatsächlich kein optisches Highlight für einen liebevoll gestalteten Garten. Zu weit weg vom eigentlichen Geschehen sollte er aus logistischen Gründen jedoch auch nicht angelegt werden. Den körperlichen Kraftaufwand des Gärtnerns sollte man nicht unterschätzen. Leere Kilometer sind daher tunlichst zu vermeiden. Mit ein wenig Planung und Weitblick ist dieser Vergeudung von Ressourcen jedoch leicht vorzubeugen. Schließlich gibt es gerade bei der Kompostierung viele Möglichkeiten, um an das gewünschte Ziel zu kommen.

7 Methoden der Kompostierung Der Weg ist das Ziel

1) Aktives oder heißes/warmes Kompostieren

Diese Methode aktiviert den natürlichen Vorgang der Kompostierung, indem den Mikroorganismen ihre Arbeit so einfach wie möglich gemacht wird. Sie erbringen Höchstleistungen, wenn sie perfekte Rahmenbedingungen für ihre wertvolle Arbeit vorfinden. Diese sind: das perfekte Mischverhältnis von Kohlenstoff zu Stickstoff, konstante Feuchtigkeit des Materials und regelmäßiges Durchlüften. Man kann es sich schon denken: Diese Methode heißt nicht umsonst „aktives Kompostieren". Sie ist nämlich nichts für Bequeme. Gerade die regelmäßige Belüftung bedeutet Handarbeit. Allerdings bringt diese Variante auch am schnellsten die besten Ergebnisse. Wer also gerne Zeit und Körperkraft in den Kreislauf seines Gartens investieren möchte, kann auf diese Weise innerhalb von 3 Wochen eine stattliche Menge an Kompost erwirtschaften. Entscheidend für den Erfolg ist das Verhältnis von Kohlenstoff zu Stickstoff. Es liegt idealerweise bei 25:1. Zuverlässige Kohlenstoff-Lieferanten bei der Kompostgewinnung sind: Stroh, Heu, trockenes Laub, zerkleinerte Äste, Reisig, aber auch Reste von Karton und Papier, Sägespäne und Hackschnitzel. Den nötigen Stickstoff steuern bei: Grasschnitt, Küchenabfälle, Stallmist und Kaffeesatz. Ein Mischverhältnis von 3:1 bietet eine gute Ausgangslage. Nachgebessert werden kann immer noch. Der traditionelle Komposthaufen im Garten ist idealerweise überdacht. Die Wasserzufuhr und damit der Feuchtigkeitshaushalt im Inneren kann so gesteuert werden.

Für Kleingärten oder Menschen, die es auch beim Kompostieren gerne aufgeräumt mögen, bietet der Fachhandel inzwischen geschlossene Systeme an. Diese tragen meist die

Bezeichnung „Wärmekomposter“ oder „Heißkomposter“ und erfüllen zuverlässig ihren Zweck.
Spezielle Starterkulturen sind bei der aktiven Kompostierung nicht notwendig. Ein paar Schaufeln hochwertiger Kompost genügen als Kick-off. Nach Zugabe der Gartenabfälle im genannten Mischverhältnis kann das Belüften und regelmäßige Umschichten beginnen. Innerhalb weniger Tage sollten Temperaturen zwischen 50 und 70 Grad Celsius im Inneren herrschen. Wenn kein Bodenthermometer zur Hand ist, muss ebendiese zum Einsatz bringen. Die Faustregel im wahrsten Sinne des Wortes lautet hier: Ist es unangenehm heiß im Inneren und kaum zum Aushalten, geht der Kompostierungsprozess wunschgemäß vonstatten. Fühlt sich das Ganze eher lauwarm an, muss mit Wasser und grünen Zugaben (Stickstoff) nachgebessert werden. Das regelmäßige Umgraben ist mühsam, aber essenziell für ein gutes Ergebnis. Die Sauerstoffzufuhr regelt den Wärmehaushalt und hält die Temperatur konstant. Nach drei Wochen bereits werden die Mühen mit perfektem, feinkrümeligem Kompost belohnt.

2) Passives oder kaltes Kompostieren

Wer gerne der Natur ihren Lauf lässt und bei minimalem Aufwand maximalen Ertrag erzielen möchte, wird sich wohl für diese Methode entscheiden. Nicht umsonst ist sie die mit Abstand beliebteste Art der Kompostgewinnung. Sie eignet sich auch für Gärten mit wenig Platz. Eine Biotonne oder ein Kompostiersack reichen völlig. Für großzügige Anlagen darf auch hier der klassische Komposthaufen gerne zum Einsatz kommen. Dort wird alles abgeladen, was in Garten und Küche an biologischen Abfällen anfällt. Ein Bereich bleibt für frischen Abfall reserviert, der übrige Teil liefert ganzjährig beständig feine Komposterde.

3) Der Trommel-Komposter

Wer seine Abfälle gerne im Handumdrehen kompostiert, wird von diesen Geräten begeistert sein. Sie eignen sich hervorragend für den kleinen Garten oder Anlagen, wo jeder Zentimeter optimal genutzt werden soll. Die Gartenabfälle werden nach und nach in die Trommel eingefüllt. Sie sollte alle paar Tage gedreht werden. So werden hier das Durchlüften und die Sauerstoffzufuhr reguliert. Bereits nach einem Monat kommt man auf diese Weise zu qualitativ einwandfreiem Kompost in einem sauberen, in sich geschlossenen System. Die Modelle gibt es für jeden Bedarf in unterschiedlichen Ausführungen und Größen. Sie werden heutzutage meist aus recyceltem Plastik hergestellt, was der Umwelt zusätzlich zugutekommt. Sie sind witterungsbeständig und können das ganze Jahr über ihren Job im Freien verrichten. Das mühsame Umsiedeln im Herbst entfällt also.

4) Die Wurm-Kompostierung

Tierfreunde und die Fundamentalisten unter den Gärtnern sehen in dieser Methode die einzig wahre. Hier kommt definitiv zusammen, was die Natur zusammengefügt hat:

Gartenabfälle treffen auf fleißige Regenwürmer, die allzeit bereit, 24 Stunden täglich, ihren Job erledigen. Sie fressen sich hoch motiviert durch unsere Abfälle. Ihren Verdauungsenzymen verdanken wir in weiterer Folge feinsten Kompost höchster Güte. Für Anlagen mit wenig Platz bietet der Markt inzwischen eine Vielzahl von verschiedenen Systemen an. Sie können neben dem Garten auch auf Balkon oder Terrasse aufgestellt werden. Die Basis sollte in jedem Fall eine Schicht aus Papier oder Kokos-Fasern bilden. Auf sie folgen die Regenwürmer. Ein Kilogramm sollte es mindestens sein. Das angedachte All You Can Eat Buffet wird sicher auch für mehrere hungrige Mitarbeiter ausreichen. Regenwürmer lassen sich inzwischen schon ganz unkompliziert im Internet bestellen. Das Rekrutieren einzelner Tiere im Garten könnte mühsam sein.

5) Die Bokashi-Methode

Wer Speisereste wie Fleisch, Fisch und Knochen nicht dem Restmüll anvertrauen will, kann sie mit der Bokashi-Methode effektiv und vor Räubern geschützt kompostieren. Tatsächlich schlummert in Speiseresten nämlich enormes Potenzial als Dünger. Voraussetzung dafür ist die korrekte Verarbeitung dazu. Die gute Nachricht: Man benötigt kaum spezielles Equipment. Ein großer Eimer, der luftdicht verschlossen werden kann, reicht fürs erste völlig aus. Die Abfälle werden abwechselnd Schicht für Schicht mit dem Bokashi-Ferment (Bokashi-Kleie) eingefüllt. Diese ist im Fachhandel erhältlich und schlägt mit einem Preis von ca. 12 Euro pro Kilogramm nicht allzu schmerzhaft aufs Budget. Wichtig: Diese Methode funktioniert ausschließlich, wenn absolut kein Sauerstoff in den Behälter gelangt. Der Deckel muss also unbedingt luftdicht sein. Das Fermentieren dauert in etwa zwei Wochen. Beim Öffnen sollten sensible Nasen besser einen Schritt zurückgehen oder die Luft anhalten. Lief alles nach Plan, sollte eine dunkle, gelartige Masse zum Vorschein kommen, die auf den ersten Blick eher an Relikte aus der heimischen Kanalisation denken lässt. Tatsächlich handelt es sich dabei um erstklassigen, garantiert biologischen Dünger. Dieser kann anschließend direkt ins Erdreich eingearbeitet werden. Bereits nach wenigen Tagen wird davon nichts mehr übrig sein. Der Bokashi-Dünger löst sich vollständig auf. Er kann aber auch als Power-Kick herkömmlichem Kompost beigemengt werden. Wer gerne Neues ausprobiert und keine Scheu vor Experimenten hat, kann mit dieser Methode Speisereste und andere Küchenabfälle sinnvoll und ökologisch recyceln.

6) Die Direkt-Kompostierung

Gartenabfälle direkt im Gemüse- oder Blumenbeet zu vergraben, mag auf den ersten Blick eher unkonventionell erscheinen. Allerdings ist diese Methode keineswegs neu. Sie wurde lediglich durch die schnell wachsende Internet-Community zum Thema Gärtnern in den letzten Jahren wieder neu entdeckt und populär. Angewandt haben sie aber schon unsere pragmatischen Großeltern. Küchenabfälle wie Obst,

Kaffeesatz, Eierschalen, aber auch zerkleinerter Strauchschnitt sind für diese Vorgehensweise geeignet. Sie werden direkt in das angedachte Beet eingegraben und mit einer großzügigen Schicht hochwertiger Erde bedeckt. Den Rest erledigt die Natur. Wichtig: Die Kompostierung dauert auf diese Weise mindestens vier Wochen, eher länger. Vor Ablauf dieser Zeit darf hier nichts gepflanzt werden. Sind die Abfälle nicht vollständig kompostiert, kann der erhoffte Effekt sich schnell ins Gegenteil verkehren. Fäulnis und Schimmel sind die Folgen.

7) Kompostieren als Tauschgeschäft

Eine gewisse Leidenschaft für 100 % ökologisches Gärtnern setzt diese Methode bei ihrer Fangemeinde voraus. Sie ist absolut nichts für Bequeme. Allerdings punktet sie mit Vielseitigkeit und fördert die zwischenmenschliche Kommunikation. Sogar wer nur über eine Wohnung mit Balkon verfügt, kann seinen Pflanzen auf diese Art die bestmögliche Versorgung mit Nährstoffen angedeihen lassen. Die Küchenabfälle werden in verschließbaren Behältern gesammelt. Ein Deckel sorgt dafür, dass keine strengen Gerüche entstehen. Ist der Eimer voll, bringt man ihn zur nächsten Kompostieranlage und tauscht den Inhalt dort gegen besten Kompost. Diese Taktik funktioniert natürlich auch unter Freunden, Nachbarn und allen Gleichgesinnten.

Beete anlegen: Jetzt geht's los!

Fläche

Richtig und planvoll angelegt, kann auch der kleinste Flecken Erde erstaunliche Ergebnisse erzielen. Wenn das Obst und Gemüse aus eigenem Anbau den Eigenbedarf zum Großteil abdecken soll, kann folgende Faustregel herangezogen werden:

Gemüse: Pro Person im Haushalt reichen 10 bis 15 m2 aus, intensive Mischkultur vorausgesetzt.
Sollen auch Kartoffeln und Erdbeeren gleich mit angebaut werden, geht man pro Person von einer Bedarfsfläche von 30 bis 35 m2 aus.

Lage

Gemüsekulturen lieben und vertragen volle Sonne. Bereiche des Gartens, die im Halbschatten liegen, sollten für bescheidenere Zeitgenossen wie Kopfsalat, Mangold oder Rote Bete reserviert werden. Natürlich würden die Sonnenanbeter unter den Gemüsepflanzen auch mit weniger Licht wachsen. Die Ausbildung der Früchte wäre allerdings mangelhaft bis vernachlässigbar. Die Gärtnerin/der Gärtner hatte dann zwar die ganze Arbeit, aber leider ohne den gewünschten Ertrag.

Sollen neben den Beeten auch noch Platz für ein Frühbeet oder Gewächshaus bleiben, muss diesen ebenfalls unbedingt ein Platz an der Sonne reserviert werden.
Die besten Voraussetzungen für das optimale Wachstum bieten Beete in West-Ost-Ausrichtung ihren Bewohnern. Diese Lage garantiert Sonne von früh bis spät.

Der Weg ist das Ziel

Aber auch die Schattenseiten eines Gartens können ihren Beitrag zum Gelingen des Projekts „Selbstversorgung" leisten. Sie eignen sich hervorragend als Standort für Komposthaufen und das Strauchschnitt-Depot. Wenn noch Platz übrig ist, reserviert man ihn für einen Geräteschuppen. Werkzeug und Hilfsmittel wie Schubkarren, Schaufeln usw. machen in der Nähe des Komposthaufens Sinn. Von dort ausgehend ist es ratsam, die Wege durch den Garten kurz zu halten. Nichtsdestotrotz sollten die stark frequentierten Strecken mit stabilem Untergrund aus Ziegel, Platten oder Kopfsteinpflaster versehen werden. Auch gegen Rasen ist nichts einzuwenden. Er wird in diesen Bereichen jedoch niemals Golfplatzqualität aufweisen und zu keiner Zeit eine Augenweide sein. Werden die Wege neu angelegt, sollten sie eine Breite von ca. einem Meter aufweisen (ein Schubkarren muss auch mal gewendet werden). Zwischen den Beeten reichen schmale Pfade mit 40 bis 50 cm Breite. Auch für sie gilt: Je stabiler sie von vornherein angelegt werden, desto sorgloser kann später dort gearbeitet werden. Spezielle Trittfliesen für Gartenbeete gibt es inzwischen in vielen Varianten zu kaufen. Es reichen aber auch hier ausrangierte Waschbetonplatten, Ziegel oder stabile Holzbretter. Besonders ansprechend wirken Scheiben von größeren Baumstämmen. In etwa derselben Breite zugeschnitten, bieten sie sicheren Halt und ein optisches Highlight zugleich. Einem Gartengenossen, der das Zeitliche segnen musste, kann damit zusätzlich noch ein ehrendes Andenken gesetzt werden.

Grenzen setzen

Gemüsegärten sollten luftig und hell gelegen sein. Nichtsdestotrotz macht es Sinn, ihnen Struktur zu verleihen. Diesem Grundsatz folgt übrigens auch die Natur. Einige Pflanzen sind charakteristische Wächterpflanzen, die vorwiegend am Rand einer Weide, eines Ackers oder Waldstückes anzutreffen sind (z. B. Holunder). Als natürliche Begrenzungen und Schutz vor Windböen im Gemüsegarten eignen sich von jeher niedrig wachsende Hecken oder Buchsbäume besonders gut. Sie lassen dem Gemüsebeet Luft und ausreichend Licht. Auch hochwachsende Gemüsepflanzen wie Stangenbohnen aber auch Sonnenblumen machen als Wächter im Beet einiges her. Die Beete selbst sind idealerweise gerade so breit angelegt, dass sie bequem von beiden Seiten aus bearbeitet und später hoffentlich auch abgeerntet werden können.

Mischkultur: The Winning Team

Bereits vor der ersten Bepflanzung sollte man sich Gedanken über die künftigen Bewohner des Beetes machen. Hochwachsende Pflanzen sollten ihren kleinwüchsigeren Nachbarn nicht die Sicht bzw. das Licht versperren. Das Prinzip der Mischkultur zielt darauf ab, dass keine Lücke im Beet ungenutzt bleibt. Hauptkulturen wie Tomaten oder Lauch bekommen schnell nachwachsende Lückenfüller wie Radieschen oder Spinat zum Nachbarn. Zu beachten gilt es in diesem Zusammenhang lediglich Unverträglichkeiten bestimmter Pflanzen untereinander und die richtige Frucht- oder Kulturfolge.

Obst, Gemüse und Kräuter anbauen

Obstbäume

Sie sind der Inbegriff eines Gartens, der reiche Früchte trägt. Einen Obstgarten sein Eigen nennen zu dürfen, erfüllt die stolzen Besitzer mit großer Freude und die Vorratsschränke zuverlässig mit süßem Naschwerk den ganzen Winter hindurch. Sie sind was Standort und Pflege betrifft relativ anspruchslos und trotzen den Naturgewalten erfolgreich in jeder Jahreszeit. Wer auf regelmäßigen Ertrag setzt, sollte regelmäßig einen professionellen Rückschnitt durchführen (lassen).

Grundsätzlich unterteilt man Obstbäume in drei verschiedene „Größenkategorien“:
Hochstamm: Er ist die ursprünglichste Wuchsform der meisten bekannten Sorten. Die klassische Streuobstwiese beherbergt solche Bäume, deren Stammhöhe 160 bis 180 cm erreichen kann.
Halbstamm: Er steht in Sachen Wuchs und Ertrag dem Hochstamm in nichts nach. Sein Stamm wird jedoch maximal 100 bis 120 cm hoch. Durch das Schneiden der unteren Kronenäste kann ein Halbstamm über mehrere Jahre zu einem Hochstamm „befördert“ werden.
Buschbaum: Er bietet sich an, wenn der Platz im Garten rar ist. Diese Bäume werden insgesamt nur etwa 3 m hoch. Sie tragen oft früher als die „Großen“, haben jedoch nur eine

Lebenserwartung von 15 bis 20 Jahren. Zum Vergleich: Hochstämme erreichen unter idealen Bedingungen stattliche 50 (Äpfel) oder sogar 100 (Birnen) Jahre.

Kirsche

Die Kirsche war für unsere Vorfahren ein derartiger Gewinn unter den Nahrungsmitteln, dass ihr erstmaliges Erscheinen in der Geschichte bis heute überliefert ist: Im Jahr 63 v. Chr. brachte der römische Feldherr Lucullus (dem wir die lukullischen Genüsse verdanken) die Edelkirsche von seinem Feldzug aus der Türkei mit nach Rom.

Variationen

Süßkirschen

Sie ist seit römischer Zeit Dauergast in heimischen Gärten und aus unserem Obstsortiment nicht mehr wegzudenken. Ihre Früchte sind dunkelrot bis fast schwarz und sehr süß. Ein Süßkirschenbaum braucht viel Platz, steht dafür aber gerne auch im Halbschatten.

Sauerkirschen

Sie gelten aufgrund ihres Säuregehalts und wertvollen Inhaltsstoffen als besonders gesund. Sie sind reich an natürlichen

Antioxidantien, was mit entzündungshemmender Wirkung einhergeht. Ein Sauerkirschenbaum punktet darüber hinaus mit Anspruchslosigkeit und Genügsamkeit. Sein bescheidener Wuchs macht ihn perfekt für kleinere Gärten.

Pflanzzeit

Kirschbäume werden am besten im Herbst gepflanzt. Solange der Boden noch nicht gefroren ist, bestehen beste Aussichten für das Anwachsen.

Lichtverhältnisse

Süßkirschen vertragen Halbschatten sehr gut, Sauerkirschen benötigen hingegen volle Sonne, damit die Früchte nicht allzu säuerlich bleiben.

Fruchtfolge

Auf Steinobst sollte kein Steinobst mehr gepflanzt werden. Besser geeignet sind Beerensträucher oder ein Walnussbaum.

Nachbarschaftskonflikte

Kirschen kennen so etwas nicht. Auch sind die meisten Sorten selbstbefruchtend, können also gut für sich alleinstehen. Grundsätzlich führt ein zweiter Baum, der zur gleichen Zeit blüht, aber auch bei den selbstbefruchtenden Sorten zu höheren Erträgen.

Bodenbeschaffenheit

Ein humusreicher, lehmiger Sandboden bietet für Sauerkirschen die ideale Basis. Süßkirschen hingegen brauchen leicht kalkhaltige und gut durchlüftetes Erdreich, um zur Höchstform zu gelangen.

Bewässerung

Kirschen bevorzugen grundsätzlich eher trockenen als nassen Boden. Werden sie im Kübel gehalten, ist Staunässe unbedingt zu vermeiden. Bei langen Trockenperioden empfiehlt sich auch bei ausgewachsenen Bäumen moderates Wässern, auch im frostfreien Winter.

Apfel

Der Apfelbaum erfreut uns Mitteleuropäer seit 2.000 Jahren mit seinen Früchten. Wir verdanken auch seine Existenz den Römern, die frühe Formen aus Kleinasien importiert und veredelt haben. Seine Sortenvielfalt ist inzwischen überwältigend groß. Neben Kriterien wie Standort und passendem Befruchter entscheiden vor allem der Geschmack und die geplante Verwendung und Verwertung. Außerdem sind die Äpfel zu unterschiedlichen Zeiten reif, auch ihre Lagerfähigkeit ist verschieden. Alte Apfelsorten gelten als besonders robust und auch für Allergiker geeignet. Moderne Züchtungen hingegen sind eher resistent gegen bestimmte Krankheiten wie Mehltau oder Schorf. Die hier kurz vorgestellten Sorten gelten als besonders ertragreich und eignen sich daher für den Selbstversorger-Garten am besten.

Variationen

Sommeräpfel

Julka: Ernte Mitte/Ende Juli
Geschmack: süß, saftig
Verwendung: Tafelobst
Am Baum und gelagert ist der Julka bis zu drei Wochen lang frisch.

Early Joe: Ernte August bis September
Geschmack: saftig, feinsäuerlich
Verwendung: Tafel- und Wirtschaftsobst
Der Early Joe ist ertragreich und anspruchslos.

James Grieve: Ernte Ende August bis September
Geschmack: süß-säuerlich mit würziger Beinote
Verwendung: Tafel- und Wirtschaftsobst
James Grieve ist ein hervorragender Pollenspender.

Piros: Ernte Ende Juli bis August
Geschmack: süß-säuerlich
Verwendung: gutes Lagerobst

Herbstäpfel

Alkmene: Ernte Anfang September bis Anfang Oktober
Geschmack: säuerlich
Verwendung: Wirtschafts- und Lagerobst
Ein Alkmene ist widerstandsfähig gegen Schorf und Mehltau, auch für Höhenlagen geeignet.

Braeburn: Ernte Mitte Oktober
Geschmack: fruchtig-aromatisch
Verwendung: Tafelobst, lagerfähig bis April
Der Braeburn hat einen hohen Vitamin-C-Gehalt und ist sehr ertragreich.

Danziger Kantapfel: Ernte Ende September
Geschmack: Rosenaroma
Verwendung: Tafel- oder Lagerobst
Ein Danziger Kantapfel ist lange haltbar, sehr ertragreich und für Höhenlagen geeignet.

Gala: Ernte Mitte September bis Mitte Oktober
Geschmack: süß und saftig
Verwendung: beliebtes Tafelobst

Gravensteiner: Ernte Anfang September bis Oktober
Geschmack: aromatisch, saftig und duftend
Verwendung: Konservierung in Form von Kompott oder Mus

Die Sorte wird im Allgemeinen auch von Allergikern gut vertragen.

Winteräpfel

Blutapfel: Ernte Oktober, genussreif von Dezember bis Juli
Geschmack: säuerlich, saftig
Verwendung: Tafelobst mit langer Lagerungsfähigkeit
Blutäpfel sind seit dem 16. Jahrhundert als Schmuckäpfel für Christbäume bekannt, außerdem sind sie für Allergiker geeignet, wächst auch in kargen Höhenlagen.

Goldparmäne: Ernte September, genussreif von Oktober bis Januar
Geschmack: süß-säuerlich-nussig
Verwendung: vielseitiges Wirtschaftsobst

Kaiser Wilhelm: Ernte Mitte Oktober, genussreif von Dezember bis April
Geschmack: würzig, säuerlich
Verwendung: Saftgewinnung, Back- und Speiseobst
Besonders für Allergiker geeignet, sehr robust und widerstandsfähig gegen Schorf und Mehltau.

Pflanzzeit

Für Apfelbäume ist der Herbst die beste Pflanzzeit. Sie wachsen dann am besten an und können bis zum Frühjahr gut anwurzeln.

Lichtverhältnisse

Apfelbäume mögen es gerne sonnig. Je mehr Sonne sie genießen dürfen, desto höher ist der Vitamin-C-Gehalt ihrer Früchte. Werden niedrig wachsende Sorten neben größeren gepflanzt, sollte unbedingt darauf geachtet werden, dass diese ihre kleineren Nachbarn nicht in den Schatten stellen. Hochstämmige Apfelbäume benötigen 50 bis 60 Quadratmeter, halbstämmige 30 bis 40 Quadratmeter. Für kleinere Gärten eignen sich Spalier- oder Säulenbäume.

Fruchtfolge

Ein Apfelbaum im Garten ist in der Regel ein Freund für immer. Wird es aus verschiedenen Gründen trotzdem notwendig, ihn zu fällen, gilt es für die Wahl seines Nachfolgers ein paar Dinge zu beachten. Ein alter Apfelbaum hat sich mit der Bodenbeschaffenheit bestens arrangiert. Ein junger würde meist nur schwer damit klarkommen. Grund dafür ist die sogenannte „Bodenmüdigkeit", die den stagnierenden Gehalt an Nährstoffen und Mikroorganismen meint, der im Laufe eines Obstbaumlebens entsteht. Wenn möglich, gönnt man dem Neuzugang einen frischen Platz im Garten. Ist die Fläche knapp, kann das Erdreich rund um das Pflanzloch des Altbestandes großzügig gegen frischen Boden getauscht werden. Altes Wurzelwerk muss vollständig entfernt werden. Der neue Baum wird zwar mehr Zeit brauchen, die Chancen stehen aber gut. Bessere Nachmieter für müde Obstböden sind hingegen Gemüsebeete, Nussbäume und Beerensträucher.

Vollständig erholt hat sich der Boden im Schnitt erst nach zehn Jahren.

Nachbarschaftskonflikte

Diese gibt es beim Apfelbaum zwar nicht, er schätzt aber unbedingt gute Nachbarschaft. Denn: In der Nähe eines Apfelbaums muss jedenfalls ein sogenannter Befruchter stehen. Fehlt dieser, gibt es keine Früchte! Hier eignen sich ausschließlich Apfelsorten, die zur selben Zeit blühen. Beim Kauf eines Apfelbaumes am besten immer gleich den guten Nachbarn mit nach Hause nehmen. Auskunft darüber, wer zu wem passt, gibt das Pflanzetikett und natürlich geschultes Fachpersonal. Ist an Ort und Stelle zu wenig Platz für einen weiteren Apfelbaum, kann ein Zierapfel als Befruchter einspringen.

Bodenbeschaffenheit

Apfelbäume sind genügsam und anpassungsfähig. Sie kommen gut auf Böden mit mäßigem Nährstoffgehalt klar. Eine Mischung aus Kompost und Gartenerde darf es gerne sein. Aber auch ein schwerer Lehmboden eignet sich, da er Wasser für längere Zeit gut speichern kann.

Bewässerung

Junge, frisch eingepflanzte Bäume sollten regelmäßig bewässert werden. Sind sie gut angewachsen und erfreuen ihre Besitzer mit den ersten Blüten, kann der Natur ihr Lauf gelassen werden. Bei längeren Trockenperioden im Hochsommer freut sich aber auch der Apfelbaum über ein wenig künstlichen Regen aus dem Rasensprenger.

Birne

Die bescheidene Birne geht neben dem Apfel immer ein wenig unter. Dabei kennt man weltweit mittlerweile 1.500 verschiedene Sorten. Im Handel erhältlich sind jedoch meist nur die Birnenarten. Die Birne punktet mit Vielseitigkeit und einer breiten Geschmackspalette.

Im Prinzip bestimmt die angedachte Verwendung die Entscheidung für oder gegen eine bestimmte Birnensorte. Hier kurz vorgestellt werden ertragreiche und beständige Sorten, die zuverlässig konstante Ernten liefern.

Variationen

Sommerbirnen

Bunte Julibirne: Ernte ab Juli
Geschmack: süß, saftig
Verwendung: Tafelobst, Konservierung, Back- und Kochfrüchte sowie Obstbrand
Die Bunte Julibirne ist zudem sehr winterhart.

Petersbirne, Honigbirne: Ernte ab Mitte Juli
Geschmack: süß, mit feiner Zimt-Note
Verwendung: Naschobst, die Früchte sind maximal 2 Wochen haltbar
Sehr alte, robuste Sorte mit beständigem Ertrag.

Clapps Liebling: Ernte Mitte bis Ende August
Geschmack: süß-sauer, saftig
Verwendung: Tafelobst, Konservierung
Bei Clapps Liebling handelt es sich um eine anspruchslose Birnensorte.

Herbstbirnen

Gräfin von Paris: Ernte Mitte bis Ende Oktober, genussreif von November bis Februar
Geschmack: süß, intensiv, saftig
Verwendung: Lagerobst, Konservierung, Obstbrand
Die Gräfin von Paris ist eine anspruchslose Birnensorte.

Bayerische Weinbirne: Ernte Oktober, 6 Monate lang lagerfähig
Geschmack: süß-herb, saftig
Verwendung: vielseitig, Tafel-, Wirtschafts-, Lagerobst
Nicht nur dass die Bayerische Weinbirne resistent gegen Krankheiten und Feuerbrand ist, ist sie zudem auch noch winterhart und eignet sich gut als Streuobst.

Blumenbachs Butterbirne: Ernte Ende Oktober
Geschmack: frisch, nach Melone
Verwendung: Tafelobst, Konservierung.
Sie zählt zu den gefährdeten Birnensorten, obwohl sie mit reichem Ertrag überzeugen kann.

Pflanzzeit

Auch für Birnen eignet sich der Herbst (Oktober, November) am besten zur Pflanzung. So können die Bäume den Winter über gut anwachsen und ihre Wurzeln ausbilden.

Lichtverhältnisse

Ähnlich wie beim Apfel schätzen die Früchte des Birnbaums auch das volle Sonnenlicht.

Fruchtfolge

Auch der Birnbaum ist gern einzigartig an seinem Standort. Auf ihn folgen sollten keine anderen Kernobstbäume, jedenfalls nicht für die nächsten zehn Jahre. Passable Erfolge kann man mit Steinobstbäumen erzielen.

Nachbarschaftskonflikte

Auch die Birne kennt solche nicht, legt aber Wert auf gute Gesellschaft. Auch sie ist nicht selbstbefruchtend. Wenn kein Platz für einen zweiten Birnbaum zur Verfügung steht, können spezielle Züchtungen die Lösung sein, die zwei Sorten an einem Baum tragen. Auch die Wahl von platzsparendem

Spalierobst kann hier Abhilfe schaffen. Wichtig bei der Auswahl wieder: Gleiche Blütezeit beachten.

Bodenbeschaffenheit

Leicht saurer oder kalkhaltiger und humusreicher Boden ist die perfekte Voraussetzung für das gute Gedeihen eines Birnbaumes.

Bewässerung

Der genügsame Birnbaum mag seinen Boden gerne trocken. Ist der Jungbaum gut angewachsen, kann ihm übermäßige Trockenheit so schnell nichts anhaben.

Aprikose

Sie zählt zum beliebtesten Obst im deutschsprachigen Raum. Neben ihrem unvergleichlichen Geschmack punktet sie mit Vielseitigkeit in Küche und Keller. Sie gedeiht wunderbar im Topf auf dem Balkon oder als Säulen- und Spalierobst an der Hauswand.

Variationen

Aprikosen werden Ende Juli und im August reif und geerntet. Sie sind ein klassisches Sommerobst, das seine Blüte und Früchte an die Marien-Monate Mai und August angleicht.

Auf diesen Umstand bezieht sich auch ihre österreichische Bezeichnung: Marille. Es gibt zahlreiche Züchtungen. Manche werden als Halbstamm, manche auch als Busch angeboten. Verschiedene Sorten garantieren reichen Ertrag, dieser muss dann allerdings zeitnah geerntet und verarbeitet werden.

Pflanzzeit

Einen Aprikosenbaum pflanzen kann man in den Monaten Oktober und November, jedenfalls vor dem ersten Frost. Allerdings wachsen diese Bäume auch hervorragend an, wenn sie im März oder April gepflanzt werden. Minusgrade sollten keine mehr herrschen. Der Vorteil der Pflanzung im Frühjahr: Die Bäume sind im Allgemeinen günstiger zu kaufen als im Herbst.

Lichtverhältnisse

Ein Aprikosenbaum liebt die volle Sonne und braucht viel Wärme. Er benötigt freistehend ca. 8 Quadratmeter Platz. Größere Nachbarn sollten ihm daher nicht das Licht streitig machen. Ideal sind diese Bäume an der Hauswand aufgehoben. Diese reflektiert Licht und Wärme und schützt den Baum zusätzlich vor Regen und Wind.

Fruchtfolge

Steinobst sollte nie auf Steinobst folgen. Diese goldene Regel gilt auch für Aprikosenbäume.

Nachbarschaftskonflikte

Die Aprikose ist eine gute Nachbarin, die meisten Sorten sind selbstbefruchtend und daher kompatibel mit allen anderen Pflanzen des Gartens.

Bodenbeschaffenheit

Der ideale Boden für die Aprikose ist nährstoffreich und warm. Keinesfalls verträgt sie Feuchtigkeit und Staunässe (bei Kübelpflanzen). Bei eher undurchlässigen Böden empfiehlt sich die Beimengung von Sand oder überhaupt das Anlegen einer Drainageschicht. Ist der Boden sehr sandig und nährstoffarm, kann das Aufbessern mit Kompost den Humusgehalt ausgleichen. Vor der Pflanzung sollte der Boden sorgfältig aufgelockert werden. Vorsichtiges Einritzen der Wurzeln lässt diese Feuchtigkeit und Nährstoffe besser aufnehmen.

Bewässerung

Wie alle Sonnenanbeter benötigt auch die Aprikose – speziell im Hochsommer – reichlich Wasser. Im Topf oder Kübel muss mindestens zweimal täglich bewässert werden, nasse Füße mag sie – wie die meisten Pflanzen – gar nicht. Das Wasser kommt idealerweise aber nur von unten. Regen und die Gartenbrause zählen nicht zu ihren Favoriten.

Pfirsich

Ein Pfirsichbäumchen verspricht neben süßem Naschobst auch ein wenig südländisches Flair im Garten. War ihre Pflanzung früher eine heikle Angelegenheit, so sind die modernen Züchtungen durchweg winterhart und an unser mitteleuropäisches Klima gut angepasst.

Variationen

Pfirsiche sind wie Aprikosen klassisches Hochsommer-Obst. Ihre Erntezeit fällt von Juli bis in den September hinein. Auch sie sind kein Lagerobst. Ein wenig tricksen kann man, indem man die Früchte zu ernten beginnt, wenn sie noch nicht voll reif sind. Ein Nachreifen in Küche oder Speisekammer ist dann sehr gut möglich. Trotzdem ist schnelle Verarbeitung und Konservierung angezeigt.

Pflanzzeit

Einen Pfirsichbaum setzt man am besten im Frühjahr.

Lichtverhältnisse

Auch der Pfirsichbaum liebt die Sonne. Wenn das Bäumchen wählen dürfte, wäre eine Hauswand in Südlage sein bevorzugter Standort. Wind und Regen sind auch hier nicht erwünscht. Was für die Aprikose gilt, kann 1:1 für den Pfirsich übernommen werden. Müssen seine Blüten noch Nachtfrost fürchten, sollten sie mit einem Vlies bedeckt werden. So kann ein substanzieller Teil der Ernte noch gerettet werden.

Fruchtfolge

Es gilt wie schon erwähnt: Kein Steinobst auf Steinobst!

Nachbarschaftskonflikte

Die meisten Pfirsichsorten, die heute im Pflanzenhandel erhältlich sind, befruchten sich selbst. Die Nachbarschaft kann daher ohne Rücksicht auf Verluste gestaltet werden. Feindseligkeiten zu anderen Gewächsen sind für den Pfirsich nicht bekannt. Allerdings verfügt der Pfirsich über kein „konkurrenzfähiges Wurzelwerk“. Das heißt, zumindest diese mögen gerne einen großzügig bemessenen Abstand zu anderen. Als Faustregel gilt: Eine halbe Wuchsbreite sollte mindestens zum nächsten Baum freigehalten werden.

Bodenbeschaffenheit

Pfirsiche mögen es gerne üppig. Der Boden sollte nährstoff- und humusreich sein, dafür aber kalkarm. Leicht lehmige Böden liebt er besonders. Ist der Boden eher sandig, kann durch die Zugabe von Humus der Idealzustand hergestellt werden. Schwere Böden sollten vor dem Pflanzen gut aufgelockert und durchlüftet werden.

Bewässerung

Eine ausgewogene Wasserbilanz sollte beachtet werden. Der Pfirsich verträgt keine Staunässe. Wird es aber zu trocken im Erdreich, rächt sich dies mit sehr kleinen Früchten, die darüber hinaus auch noch früh abfallen können.

Pflaumen

Die Pflaume und ihre Unterart, die Zwetschge, zählen zu den anspruchslosesten Obstsorten überhaupt. Sie gedeihen auch in raueren Gegenden sehr gut und sind sehr genügsam. Allerdings blühen sie bereits zeitig im Frühjahr, was sie besonders anfällig für Frost macht.

Variationen

Die Pflaume ist in vielen unterschiedlichen Züchtungen erhältlich. Im Prinzip ist und bleibt sie ein Sommerobst, das früher oder später, aber jedenfalls zwischen Ende Juli und Anfang September reif wird. An kühleren Standorten mit späten Frösten kann auf spätblühende Sorten gesetzt werden. In Windlagen empfehlen sich robuste Züchtungen, die so schnell keine Naturgewalt fürchten müssen. Unter den bekannten 2.000 verschiedenen Sorten empfehlen sich zum einen selbstbefruchtende, zum anderen welche, die gegen Fressfeinde und Schädlinge besonders widerstandsfähig sind. Aber auch alten Sorten sollte man wieder vermehrt eine Chance geben. Sie danken es mit reicher Ernte und zuverlässigem Wachstum.

Pflanzzeit

Die Monate Oktober und November sind ideal für das Pflanzen einer Pflaume. Doch auch für sie gilt: Wer es nicht eilig hat und gerne die vergünstigten Ballenpflanzen ersteht, kann auch im März und im April noch ein Pflaumenbäumchen setzen.

Lichtverhältnisse

Auch die Pflaume liebt es warm und sonnig. Eine Hauswand mit Ausrichtung nach Süden ist perfekt für sie. Die Gefahr der Erfrierungen ihrer Blüten durch späten Frost ist zudem geringer.

Fruchtfolge

Wer auf Nummer sicher gehen will, denkt auch beim Pflaumenbaum an die Fruchtfolge-Regel für Steinobstbäume.

Nachbarschaftskonflikte

Auch der Pflaumenbaum hat gern genügend Platz für sich. Im Umkreis von 2,5 bis 3 m sollte er seine Äste ungehindert ausbreiten können.

Bodenbeschaffenheit

Ein feuchter, humus- und nährstoffreicher Boden bietet perfekte Voraussetzungen für das Wachstum.

Bewässerung

Junge, frisch gepflanzte Bäume brauchen noch viel Wasser. Ab dem zweiten Jahr regeln Baum und Natur das untereinander. Herrscht allerdings eine längere Trockenperiode, muss der Baum gewässert werden.

Mirabellen

Sie kennen viele von uns nur aus Film, Kunst und Literatur. Heimisch ist diese Unterart der Pflaume, die gerne mit der Gelben Zwetschge verwechselt wird, bei uns allerdings schon seit dem ausgehenden 16. Jahrhundert. Experten vermuten, dass sie aus einer Kreuzung zwischen Pflaume und Kirschpflaume oder der Schlehe entstanden ist. Wichtig: Echte Mirabellen sind immer gelb. Rote Früchte sind Kirschpflaumen, keine Mirabellen.

Variationen

Mirabellen sind Sommerfrüchte. Abgesehen von einigen früheren Sorten erfreuen sie uns ab August mit ihren Früchten. Einige Züchtungen sind allerdings echte „Volltreffer" für den Selbstversorgergarten. So zum Beispiel:

Frühe Mirabelle von Bergthold: Ernte ab Ende Juli
Geschmack: aromatisch, süß
Verwendung: Tafelobst, Obstbrand, Konservierung
Diese Sorte ist recht anspruchslos, was Standort und Bodenqualität betrifft.

Mirabelle von Pillnitz: Ernte August bis September
Geschmack: süß-fruchtig
Verwendung: Tafelobst, Obstbrand, Konservierung
Diese Sorte ist robust und wird nur durchschnittlich 3 Meter hoch, also auch für Kleingärten passend. Die Sorte gilt als besonders resistent gegenüber dem Scharka-Virus (Scharka ist die gefährlichste Viruskrankheit bei Steinobst und ist meldepflichtig).

Mirabelle von Metz: Ernte ab Mitte August
Geschmack: sehr aromatisch und saftig
Verwendung: Tafelobst, Obstbrand, Sirup und Konservierung
Die Mirabelle von Metz ist eine der ältesten Mirabellensorten und stammt aus der Region rund um die Stadt Metz in Lothringen. Sie ist von sehr bescheidenem Wuchs und bleibt auch klein, liefert aber konstant hohe Erträge.

Pflanzzeit

Das Mirabellenbäumchen kann ab September in den Boden gesetzt werden. Spätestens aber vor dem ersten Frost.

Lichtverhältnisse

Mirabellen mögen es warm und sonnig. Halbschatten wird aber auch gut toleriert. Gegen einen windgeschützten Standort haben die Bäume nichts einzuwenden. In der freien Natur wachsen sie gerne am Waldrand und im Schutz von Hecken. So bekommen sie ausreichend Sonne, sind vor Wind jedoch gut geschützt.

Fruchtfolge

Auch bei Mirabellen gilt: nicht unmittelbar wieder mit Steinobst nachpflanzen. Wenn es keine andere Möglichkeit gibt: Das Pflanzloch auf 1 Meter Durchmesser erweitern und die Erde großzügig ausheben und durch ein frisches Gemisch aus hochwertiger Pflanzenerde und Humus ersetzen. Bei sandigen Böden großzügig Kompost untermischen.

Nachbarschaftskonflikte

Mirabellen sind selbstbefruchtend. Die Pflanzung mehrerer Bäume intensiviert jedoch die Befruchtung und steigert den Ertrag.

Bodenbeschaffenheit

Ideale Wuchsbedingungen finden Mirabellen in nährstoff- und humusreichen Böden vor, die gut durchfeuchtet sind. Aber auch sandige und lehmige Böden machen den robusten Obstbäumen nicht allzu viel aus. Bei Topfpflanzen ist Staunässe zu vermeiden.

Bewässerung

Mirabellen sind – einmal gut angewachsen – sehr anspruchslos. Auch längere Durststrecken werden gut vertragen.

Nektarinen

Sie sind unter unserem heimischen Steinobst sicher die Newcomer. Gezüchtet als Pfirsich-Alternative mit glatter Schale, haben sie schon bald eine eigene Fangemeinde für sich gewinnen können. Nektarinenbäume sind nur bedingt winterhart. Um sie vor Frost zu schützen, sollten sie in Regionen mit kühlerem Klima besser von vornherein im Topf gepflanzt und im Haus überwintert werden.

Variationen

Nektarinen gibt es mittlerweile auch schon in vielen verschiedenen Sorten. Da sie durchweg nur im August und September Früchte tragen, entscheidet der persönliche Geschmack.

Pflanzzeit

Nektarinen wachsen am besten im Frühjahr an. Sie mögen für ihre ersten Tage im Freien gemäßigte Temperaturen, Fröste sollten keine mehr zu erwarten sein.

Lichtverhältnisse

Nektarinen brauchen unbedingt volle Sonne, je mehr Wärme, desto besser. Schutz vor Regen und Wind ist erwünscht.

Fruchtfolge

Diese ist bei Topfpflanzen kein Thema.

Nachbarschaftskonflikte

Nektarinen sind selbstbefruchtend und kommen daher prima allein klar. Zu ihren Nachbarn wahren sie allerdings gerne ein wenig Distanz. Ein Abstand von 1,5 bis 2,5 m gewährleistet ausreichend Licht und schützt vor Pilzerkrankungen.

Bodenbeschaffenheit

Nektarinen bevorzugen nährstoffreiche, leicht saure Erde.

Bewässerung

Kalk im Wasser oder der Erde mögen Nektarinen gar nicht. Sie sollten auf jeden Fall gut abgestandenes Regenwasser gereicht bekommen, gerne auf regelmäßiger Basis.

Strauchobst

Für süße und bunte Vielfalt im Obstgarten sorgen neben den Bäumen auch verschiedene Strauchobstsorten. Sie sind ideale Lieferanten für Naschobst, da ihre Früchte immer in Reichweite sind. Beerensträucher sind Flachwurzler. Sie schätzen daher besonders eine großzügige Mulchschicht, die am besten nach den Eisheiligen ausgebracht wird.
Wichtig: Beeren zählen zu den standorttreuen Pflanzen. Sie können problemlos mehrere Jahre an derselben Stelle angebaut werden, weil sie mit sich selbst verträglich sind. Das Problem der Fruchtfolge gilt für sie also nicht.

Blaubeeren/Heidelbeeren

Sie versorgen uns zuverlässig mit Vitamin C und reichlich Antioxidantien. Neben ihren wertvollen Inhaltsstoffen und ihrem erlesenen Geschmack sind sie aber auch eine Augenweide in jedem Garten. Von allen Beerengewächsen sind sie die anspruchsvollsten.

Variationen

Waldheidelbeere: Sie ist die bei uns heimische Urform und bildet einen etwa 50 cm hohen Strauch. Ihre Beeren sind kleiner als die der kultivierten Sorten. Schale und Fruchtfleisch sind violett gefärbt, was sich auch auf Finger, Lippen und Zunge bemerkbar macht.

Kulturheidelbeere: Diese Sträucher können bis zu 1,70 m hoch werden. Über mehrere Wochen hindurch versorgen sie uns mit großen, aromatisch-süßen Früchten. Das Fruchtfleisch der Kulturheidelbeere ist weiß bis hellgrün. Sie eigenen sich hervorragend als Kübelpflanze, wobei die Pflanzgefäße mindestens 15 Liter fassen sollten.

Pflanzzeit

Am besten werden Blaubeeren im Herbst oder Frühjahr gepflanzt.

Lichtverhältnisse

Die Kultursorten verlangen einen sonnigen Platz und mögen es gerne warm. Die Waldheidelbeere ist ein Dasein im Halbschatten gewohnt.

Nachbarschaftskonflikte

Blaubeeren mögen gerne die Gesellschaft von ihresgleichen. Zwei Sträucher unterschiedlicher Sorten in unmittelbarer Nähe garantieren reiche Ernte. Ihre unterschiedliche Reifezeit ermöglicht zusätzlich eine längere Erntezeit. Die Früchte werden bei „Fremdbestäubung" überdies etwas größer. Der Abstand zwischen den Sträuchern sollte mindestens 70 cm betragen.

Bodenbeschaffenheit

Die Waldheidelbeere mag die humosen, durchlässigen Böden, wie sie unsere Wälder zu bieten haben. Auch sandige Erde und Moorböden sind willkommen. Künstlich schaffen kann man dieses Ambiente, indem man Rindenkompost aus Kiefern-, Tannen- oder Fichtenholz einarbeitet, gefolgt von einer großzügigen Mulchschicht (15 bis 20 cm dürfen es gerne sein). Für die Anzucht im Topf eignet sich auch eine Mischung aus Torf, Sand und hochwertiger Blumenerde. Wer Rhododendronerde zu Hause hat, kann auch diese verwenden.

Bewässerung

Heidelbeeren benötigen ausreichend Wasser, vor allem während der Reifezeit ihrer Früchte. Zum Gießen verwendet man am besten wieder Regenwasser, da sie wie fast alle Heidekrautgewächse empfindlich auf Kalk reagieren.

Brombeeren

Sie gelten als anspruchslos und sind daher perfekt für Anfänger und Gärtner mit wenig Zeit oder Erfahrung. Je nach Sorte können sie ordentlich wuchern, sind winterhart und erfreuen uns mit größeren oder kleineren Früchten. Auch Züchtungen ohne Stacheln gibt es bereits.

Variationen

Frühe Brombeersorten

Choctaw: Ernte von Juni bis Juli, sehr große, sehr süße Früchte, mittelstarker Wuchs, nicht winterhart
Wilsons Frühe: Ernte von Juli bis August, sehr süße Früchte, bleibt kleinwüchsig.

Mittlere Brombeersorten

Loch Ness: Ernte im Hochsommer, mäßiger Wuchs, ertragreich.
Jumbo: Ernte ab Mitte August, sehr große Beeren, ertragreich und winterhart.
Navaho: Ernte bis in den Oktober hinein, schwacher Wuchs, große, aromatische Früchte.

Pflanzzeit

Brombeeren pflanzt man am besten im Frühling, wenn der Boden schon von den ersten Sonnenstrahlen erwärmt ist, aber noch ausreichend Feuchtigkeit gespeichert hat.

Lichtverhältnisse

Halbschatten würde gehen – volle Sonne wäre besser. Sie bilden dann mehr Blüten aus und die Früchte werden süßer.

Nachbarschaftskonflikte

Solche sind nicht bekannt. Hochwachsende Sorten sollten neben buschigen stehen, um sich gegenseitig nicht zu behindern. Da sie selbstbefruchtend sind, bringen auch Brombeeren höhere Erträge, wenn mehrere Sträucher nebeneinander gepflanzt werden. Für einen vierköpfigen Haushalt liefern zwei Pflanzen einer ertragreichen Sorte (z. B. Navaho) reichlich frische Beeren.

Bodenbeschaffenheit

Brombeeren sind weniger anspruchsvoll als Blaubeeren und Himbeeren. Ihnen genügt ein humusreicher und gut durchlässiger Boden, der tendenziell aber eher kalkarm sein sollte. Idealerweise wird er mit einer Mulchschicht abgedeckt, zum Beispiel aus Grasschnitt. Manche Sorten neigen zu starker Ausläuferbildung. Dagegen hilft eine großzügig bemessene Rhizomsperre. Teichfolie in 30 cm Tiefe wäre zum Beispiel ausreichend, da Brombeeren Flachwurzler sind.

Bewässerung

Brombeeren benötigen regelmäßig Wasser. Nicht nur als Jungpflanze, sondern auch später. Wird die Pflanze nicht optimal bewässert, wird sie keine Früchte tragen. Der Boden sollte immer leicht feucht sein, bei Kübelpflanzen Staunässe vermeiden.

Himbeeren

Sie zählen zu unserem beliebtesten Obst. Vom Sommer bis in den Herbst hinein können sie uns mit ihren aromatischen süßen Früchten erfreuen, gute Planung vorausgesetzt.

Variationen

Rote Sommerhimbeeren

Willamette: Sehr frühe Sorte, hohe Frostbeständigkeit; große, aromatische Früchte; starker Wuchs; die Beeren lösen sich leicht vom Strauch ab.

Himboqueen: Mittelfrühe, sehr ertragreiche Sorte, sehr große, sehr süßliche Früchte; starker Wuchs; sehr empfindlich gegenüber Wurzelsterben und Virosen.

Gelbe Sommerhimbeeren

Golden Queen: Ernte von Ende Juli bis September, mittelgroße, sehr aromatische, gelb-orange Früchte; ertragreiche, sehr robuste und wenig anfällige Züchtung.

Fallgold: Späte Sorte mit großen, aromatischen, sehr süßen Früchten. Sie trägt bei idealen Witterungsbedingungen im Sommer und ein weiteres Mal im Herbst.

Rote Herbsthimbeeren

Autumn Bliss: Sie ist die früheste Herbsthimbeere, ab August über eine lange Zeit hinweg reif; geschmacklich weniger intensiv als die Sommersorten; robuste, sehr ertragreiche Züchtung.

Gelbe Herbsthimbeeren

Golden Everest: Ernte ab August, auffallend gelbe, große Beeren; süß und sehr aromatisch; winterhart und sehr widerstandsfähig.

Schwarze Himbeeren

Deep Purple: Ernte ab August, sehr ertragreiche Sorte mit saftigen, süßen Beeren. Die Früchte werden tief dunkelrot bis schwarz.
Bristol: Ernte ab Ende August, späte Sommersorte mit starkem Wuchs, große, süße Früchte, die erst rot, dann schwarz und reif sind; winterhart und robust.

Two-Timer-Himbeeren

Wie es der Name schon vermuten lässt, tragen sie zweimal pro Saison Früchte. Allerdings zehren diese beiden Erntephasen am Nährstoffhaushalt, sodass der Ertrag unterm Strich in etwa jenem einer herkömmlichen Sorte gleicht.

Pflanzzeit

Die beste Zeit, um Himbeeren zu pflanzen, ist der Frühling. Sobald kein Nachtfrost mehr zu befürchten ist, kann man loslegen. Einige Sorten können aber auch das ganze Jahr hindurch gepflanzt werden.

Lichtverhältnisse

In diesem Punkt sind Himbeeren genial anspruchslos. Sie wachsen im Prinzip überall, die Früchte werden aber auch hier süßer, wenn direkte Sonne voll auf sie scheint und ihnen kein allzu rauer Wind um die Nase weht.

Nachbarschaftskonflikte

Himbeeren sind gesellige Früchte. In unmittelbarer Nähe zu ihresgleichen können sie Höchstleistungen an Ertrag erbringen. Ein Abstand von ca. 30 cm ist ideal. Wer er mit der Ernte nicht so eilig hat, lässt 50 cm dazwischen.

Bodenbeschaffenheit

Für Himbeeren darf es gerne humusreicher und gut durchlässiger Boden sein. Bei festen Böden lohnt sich das Auflockern sowie das Einbringen einer großzügigen Gabe Kompost und Gartenerde von sehr guter Qualität. Himbeeren lieben Mulch – gerne großzügig und bevorzugt aus trockenem Grasschnitt.

Bewässerung

Himbeeren vertragen weder Trockenheit noch zu viel Feuchtigkeit. Man könnte auch sagen, sie fordern regelmäßig unsere Aufmerksamkeit, spätestens, wenn die Erdoberfläche auszutrocknen beginnt. In Kübel oder Topf unbedingt wieder Staunässe vermeiden.

Johannisbeeren

Sie gelten als klassisches und genügsames Beerenobst. Achtet man bei der Auswahl der Sorten auf ihre Erntezeit, kann man beerenmäßig von Juni bis September aus dem Vollen schöpfen.

Variationen

Rote Johannisbeeren: Einige Sorten sind bereits ab Juni reif und bieten reichlich Früchte für die Herstellung von Saft, Gelee und Konfitüre.

Weiße Johannisbeeren: Sie sind eine Unterart der Roten Johannisbeeren. Geschmacklich sind sie milder als die beiden anderen Sorten und enthalten weniger Säure.

Schwarze Johannisbeeren: Auch sie können bereits ab Juni geerntet werden, sind aber säuerlicher als die roten und weißen Alternativen. Dafür punkten sie mit einem sehr hohen Vitamin C-Gehalt und sind weniger anfällig für Mehltau.

Pflanzzeit

Johannisbeeren wachsen am besten, wenn sie im Herbst gesetzt werden. Sie profitieren dann noch von der konstanten Bodenfeuchtigkeit im Winter und können Kräfte für den kommenden Frühling tanken. Nach dem Herbst zeigt auch ein Setzen im Frühling noch sehr gute Resultate, da der Boden dann auch noch ausreichend Feuchtigkeit gespeichert hat. Theoretisch ist das Pflanzen aber das ganze Jahr über möglich.

Lichtverhältnisse

Auch für Johannisbeeren gilt: je sonniger der Standort, desto süßer die Früchte. Wer nur einen halbschattigen Platz zur Verfügung hat, kann das Problem aber einfach umgehen, indem er sich für weiße Johannisbeeren entscheidet. Diese werden von Natur aus süßer und vertragen ein Schattendasein besser als ihre roten und schwarzen Artgenossen.

Nachbarschaftskonflikte

Johannisbeeren kommen – genügend Platz zum Wachsen vorausgesetzt – mit allen Pflanzenarten klar. Meist wird man es nicht bei nur einem Strauch bewenden lassen. Ein Abstand von 1,5 m sollte mindestens gegeben sein. Zu schwarzen Sorten gerne auch mehr. Die Sträucher bekommen so genügend Luft und Pilzbefall hat schlechtere Chancen.

Bodenbeschaffenheit

Nährstoffreiche, leicht saure Böden, die Feuchtigkeit gut speichern können, liegen den Johannisbeeren am besten. Eine Schicht Mulch hilft, den Boden feucht zu halten und gibt konstant wertvolle Nährstoffe ab.

Bewässerung

Da sie zu den Flachwurzlern zählen, müssen Johannisbeeren öfter bewässert werden. Dies gilt vor allem, wenn sie einen Platz an der Sonne ihr Eigen nennen dürfen.

Holunder

Vor einem Holunderstrauch sollte man seinen Hut ziehen – so ein altes Sprichwort. Sie ist eine der vielseitigsten Nutz- und Heilpflanzen in unseren Gärten, allerdings auch kaum loszuwerden, so man das denn möchte.

Variationen

Schwarzer Holunder:

Ihn kennt man als breitwüchsigen Strauch, in der freien Natur auch als Baum, der bis zu 7 m hoch werden kann. Für den Obstbau gibt es spezielle Züchtungen als Halbstamm. Ab August und September können seine Beeren geerntet werden. Diese sind besonders reich an Vitamin C und Kalium.

Seine Blüten sind nicht nur eine Augenweide, sondern können zu Sirup und Sekt verarbeitet und in Bierteig getunkt und gebacken werden. Der Saft und die Beeren, aber auch Tee aus der Rinde und den Blütenständen sind in der Volksmedizin anerkannte Heilmittel gegen Grippe, Erkältung und Erkrankungen der Harnwege.

Roter Holunder:
Er kommt in Natur und Garten als üppiger Strauch daher, der ab Juli reife, tiefrote Beeren ausbildet. Sie werden ähnlich verarbeitet und verwendet wie jene des Schwarzen Holunders.

Zwergholunder:
Dieser Busch wird ca. 60 bis maximal nur 150 cm hoch und darf mit Fug und Recht als Giftzwerg bezeichnet werden. So ziemlich alles an ihm ist (sehr!) giftig, außerdem verströmt er einen äußerst unangenehmen Geruch.

Pflanzzeit

Am besten geeignet sind wieder Frühling und Herbst.

Lichtverhältnisse

Halbschatten und volle Sonne dürfen es gleichermaßen gerne sein.

Nachbarschaftskonflikte

Schwarzer Holunder kann bis zu 7 m, roter bis zu 4 m hoch werden. Beide tendieren zur Ausbreitung, was bei der Standortfrage unbedingt berücksichtigt werden sollte. Doch er mag auch ausgewählte Gesellschaft: Johannisbeeren, Brombeeren und ein Fliederbusch dürfen gerne in seiner Nähe wachsen.

Bodenbeschaffenheit

Idealerweise ist der Boden für den Holunder nährstoff- und humusreich und kann Feuchtigkeit gut speichern. Da er jedoch zu den außerordentlich robusten und zähen Pflanzen zählt, kann man auch nicht wirklich viel falsch machen.

Bewässerung

Ist der junge Strauch oder Baum gut angewachsen, kann man die Bewässerungsfrage getrost in die Hände von Mutter Natur legen. Als typische Grenzpflanze, die sich gern am Wegesrand, Bachbett oder Waldrand ansät, ist der Holunder ein Überlebenskünstler.

Preiselbeeren

Auch sie haben in den letzten Jahren ein echtes Revival erlebt. Grund dafür sind ihre Vitamine und Antioxidantien, die für ihre positive Wirkung auf die Zellregeneration (Anti-Aging) bekannt sind. Verwendet wurden sie bislang hauptsächlich als Konfitüre. Getrocknet bieten sie den Winter über eine wertvolle Zugabe in Müsli und Porridge.

Variationen

Die Preiselbeere hat sich auch als Kulturform nicht sonderlich weiterentwickelt. Wozu auch? Sie ist die perfekte Pflanze für raues, unbeständiges Klima und trotzt auch Höhenlagen und kargen Böden. Sie ist winterhart und immergrün. Als Vertreterin der Zwergsträucher wird sie nur 20 bis 40 cm hoch. In der Breite kann sie es auf stattliche 80 cm bringen, was beim Pflanzen zu berücksichtigen ist.

Pflanzzeit

Die besten Resultate erzielt man bei einer Pflanzung im Frühjahr.

Lichtverhältnisse

Die Preiselbeere freut sich über sonnige bis halbschattige Standorte.

Nachbarschaftskonflikte

Preiselbeeren ziehen Beikraut, also Unkraut, magisch an. Dieses sollte die niedrig wachsenden Sträucher jedoch nicht überwuchern. Da sie dieselben Vorlieben in Sachen Boden und Licht haben, sind sie die perfekten Nachbarn für Blaubeeren.

Bodenbeschaffenheit

Sie bevorzugen saure Böden, die humusreich, locker und feucht sind.

Bewässerung

Die Preiselbeere verträgt es schon mal, wenn länger kein Wasser von oben kommt. Dauern die Trockenperioden jedoch an, muss auch sie bewässert werden.

Erdbeeren

Sie sind nach den Himbeeren unser liebstes Pflückobst. Zahlreiche verschiedene Züchtungen erlauben ein Pflanzen am Balkon, im Hochbeet, im Topf, aber natürlich auch im Garten. Wichtig: Die reifen Früchte schimmeln leicht und sollten daher keinen direkten Kontakt mit der Erde haben. Eine Schicht Stroh dient als perfekte Isolierschicht. Aktuell kennen wir 1.000 verschiedene Sorten.

Variationen

Gartenerdbeeren: Sie ist der Klassiker und in vielen Sorten erhältlich. Sie sind in der Regel einmal tragend, dafür reichlich. Vor allem altere Sorten gelten als sehr robust. Jedoch sind nicht alle selbstbefruchtend. Ernte: von Mai bis Anfang Juli.

Walderdbeeren: Anders, als ihr Name vermuten lässt, sind sie nicht die Urform unserer heutigen Gartenerdbeere. Allerdings wächst sie bestens auf halbschattigen Plätzen und fungiert als zuverlässiger Bodendecker, dessen Blätter sich im Herbst wunderschön verfärben. Einige Züchtungen bringen weiße Früchte hervor. Ernte: Juni und Juli.

Monatserdbeeren: Wer gerne durchgehend Erdbeeren frisch aus eigenem Anbau genießen möchte, entscheidet sich am besten für sie. Sie stammen von der heimischen Walderdbeere ab und sind sehr robust. Ernten kann man von Juni bis in den Oktober hinein. Ihre Früchte sind kleiner als jene der klassischen Gartenerdbeeren, aber nicht weniger süß, im Gegenteil.

Wiesenerdbeeren: Sie sind eine Kreuzung aus Garten- und Walderdbeeren mit kleinen, aber sehr aromatischen Früchten. Ihren Namen verdankt sie dem Umstand, dass ihre Ausläufer eine regelrechte Wiese bilden. Ernte: Juli und August.

Himbeererdbeeren: Ihr Name ist nicht Programm, es handelt sich um keine Kreuzung zwischen Erdbeere und Himbeere, lediglich geschmacklich erinnern sie an letztere. Ihre Früchte werden dunkler als jene der bekannten Erdbeeren, teilweise können sie sogar lila-violett werden. Die meisten Sorten sind winterhart und mehrjährig. Ernte: Anfang Juli bis Mitte September.

Klettererdbeeren: Wie ihr Name schon sagt, will diese Gattung hoch hinaus. Dafür benötigt sie allerdings eine Rankhilfe oder ein Gerüst. Sie sind ideal in Töpfen oder Kästen an der Hauswand. Ernte: je nach Sorte von Juni bis September.

Topferdbeeren: Für Balkon, Terrasse oder einfach, weil man es so möchte! Besonders dekorativ sind Hängeerdbeeren in Blumenampeln. Ernte: ab Mai bis Juli.

Pflanzzeit

Diese richtet sich nach der Erntezeit. Monatserdbeeren müssen zeitig im Frühjahr gesetzt werden, Wiesenerdbeeren erst im Mai. Hier gilt es, die Sortenunterschiede zu beachten!

Lichtverhältnisse

Die Gartenerdbeere benötigt einen vollsonnigen Standort. Monats-, Wald- und Wiesenerdbeeren haben kein Problem damit, im Schatten oder Halbschatten zu wachsen.

Nachbarschaftskonflikte

Erdbeeren sind gut verträglich mit anderen Pflanzen, auch mit Gemüse. Ausnahmen sind sämtliche Kohlgewächse, diese vertragen sich mit den köstlichen Früchten nicht. Pflanzt man mehrere Erdbeeren in unmittelbarer Nähe, so sollten pro Quadratmeter nicht mehr als 3 Pflanzen angedacht werden.

Bodenbeschaffenheit

Erdbeeren schätzen gut durchlässigen Boden, der reich an Humus und Nährstoffen ist. Ein leicht saures Milieu ist zusätzlich von Vorteil.

Bewässerung

Erdbeerpflanzen brauchen reichlich und regelmäßig Wasser. Dennoch sollte zwischen den Gaben Zeit genug verstreichen, um die Erde oben wieder leicht antrocknen zu lassen. Gießen niemals über die Köpfe der Pflanzen, sondern direkt an den Wurzeln. Überliefert ist zudem, dass sich das Wässern in den frühen Morgenstunden als besonders effektiv erweist.

Gemüse

Tomate

Von ihr kennen wir inzwischen auch weit über 1.000 Sorten. Am besten gedeihen sie in einem Gewächshaus, da sie Regen und Wind schlecht vertragen, aber konstante Wärme sehr schätzen. Alternativ empfiehlt sich ihre Pflanzung in Töpfen, die geschützt an einer Hauswand mit Überdachung stehen.

Variationen

Strauch- oder Buschtomaten: Sie sind ideal für Balkon, Blumenampeln und Gärten mit wenig Platz. Sie benötigen keine besondere Rankhilfe und das Ausgeizen der Triebe ist nicht notwendig.

Stabtomaten: Sie benötigen Hilfe beim Wachstum in Form von Stäben aus Holz, Bambus oder Aluminium. Ihre Seitentriebe müssen zeitgerecht entfernt, sprich ausgegeizt werden.

Cocktailtomaten: Diese Kategorie umschreibt alle Tomaten, deren Gewicht zwischen 20 und 60 g pro Frucht beträgt. Es gibt sie in Rot, Orange und Gelb. Als kleinwüchsige Variante eignen sie sich perfekt zum Anbau in Topf oder Kübel.

Cocktailtomaten sind sehr aromatisch und eine klare Bereicherung für jeden Garten.

Kirschtomaten/Cherry-Tomaten: Sie umfassen die Sorten mit den kleinsten Früchten bis 20 g. Geschmacklich sind sie jedoch sehr lecker und in verschiedensten Züchtungen erhältlich.

Roma-Tomaten: Ihre Erscheinungsform hat ihnen auch die Beinamen Eiertomaten und Flaschentomaten eingebracht. Sie sind die perfekte Wahl zum Kochen und Einmachen, da sie zum einen über einen sehr hohen Fruchtfleischanteil verfügen, andererseits aber nur wenige Kerne ausbilden.

Fleischtomaten: Ihre großen Früchte sind im Inneren in Kammern unterteilt. Sie können pro Stück zwischen 100 g und über 1 kg auf die Küchenwaage bringen. Am bekanntesten unter ihnen ist das „Ochsenherz". Um ihr typisches intensives Aroma bestmöglich entwickeln zu können, bevorzugen sie einen sehr warmen und sonnigen Standort.

Paprika-Tomaten: Der Name täuscht, es handelt sich um keine Kreuzung aus Paprika und Tomate. Lediglich die äußere Form erinnert ein wenig an eine Paprika.

Wildtomaten: Sie sind weitestgehend naturbelassen und durch Zucht nie nennenswert verändert worden. Dies macht sie zu robusten und widerstandsfähigen Gewächsen, denen Krankheiten und Schädlinge wenig anhaben können. Im Handel erhältlich sind überwiegend Kreuzungen mit Gartentomaten, die mit größeren Früchten und intensiverem Geschmack überzeugen.

Pflanzzeit Mitte Mai

Lichtverhältnisse

Tomaten sind klassische Vertreter der mediterranen Gemüsesorten und lieben es daher hell und sonnig.

Fruchtfolge

Tomaten zählen im Garten zu den Starkzehrern und Hauptkulturen. Dies bedeutet, dass sie im Beet nicht unmittelbar nach Tomaten gesetzt werden sollten. Ideale Nachfolger im Beet wären beispielsweise Blattgemüse wie Salat oder Spinat, aber auch Radieschen. Diese drei zählen zu den Schwachzehrern und sind klassische Vor- und Nachkulturen im Gemüsebeet. Die Bezeichnung Lückenbüßer haben sie zwar nicht verdient, umschreibt ihre Rolle im Gartenjahr aber ziemlich gut. In den Folgejahren können dann auch wieder stark zehrende Pflanzen an Ort und Stelle gesetzt werden. Sie sollten allerdings nicht zur Familie der Nachtschattengewächse gehören. Ideale Folgekulturen wären beispielsweise Bohnen, Süßkartoffeln und Mais. Bei Tomaten in Kübel oder Topf wird einfach die Erde getauscht und einer Nachfolge steht nichts im Wege. Darüber hinaus wird so das Verschleppen von Krankheitskeimen und Schädlingen vermieden, die sich im Erdreich ansiedeln können.

Nachbarschaftskonflikte

Gleich und gleich gesellt sich im Gemüsebeet nicht unbedingt gern. Kartoffeln zum Beispiel sind als Nachtschattengewächse zwar mit der Tomate verwandt, dies bedeutet jedoch auch das Risiko, dass ähnliche Erkrankungen und der Befall durch Mehltau gegeben sind. Weitere ungeliebte Nachbarn sind die Gurken, da sie den Mosaikvirus auf die Tomaten übertragen können. Fenchel ist ebenfalls keine gute Wahl, da er das Wachstum der Tomaten hemmen kann. Rote Bete und Erbsen sind mit ausreichend Sicherheitsabstand willkommen.

Bodenbeschaffenheit

humoser, nährstoffreicher Boden.

Bewässerung

Sehr großzügig, nie von oben gießen, nur direkt auf das Erdreich.

Gurke

Sie macht sich erfrischend im Salat, in Dips oder als kalte Gurkensuppe. Als Gemüse zählt sie zu den ertragreichen Sorten, auch wenn sie kein Selbstläufer ist. Zu bedenken gilt es jedoch, dass sie jenseits des Konservierens in Form von Senf- oder Gewürzgurken nicht lange haltbar ist. Die Früchte sollten außerdem eher klein und knackig geerntet werden, da sonst das Kerngehäuse überhandnimmt und das Fruchtfleisch wässrig und geschmacklos wird.

Variationen

Salatgurke/Schlangengurke:
Sie werden am häufigsten angebaut und firmieren im Gemüsehandel oft auch unter der Bezeichnung „Landgurke". Sie können ein Gewicht von 300 bis 400 g und mehr erreichen.

Gewürzgurke:
Im Anbau unterscheiden sie sich nicht von den großen Sorten. Sie können nach der Ernte in Essig eingelegt und so den Winter über gut konserviert werden. Diese Sorten sind kleiner und bringen maximal 80 bis 150 g auf die Küchenwaage.

Pflanzzeit

Im Frühbeet oder Gewächshaus können Gurkenpflanzen ab April gedeihen, in den Garten erst ab Mitte Mai, da sie sehr kälteempfindlich sind. Bereits ab minus 8 Grad kann eine Gurkenpflanze erfrieren.

Lichtverhältnisse

Auch die Gurke mag es hell, sonnig und windgeschützt.

Fruchtfolge

Die Gurke zählt zu den Starkzehrern. Für sie gilt – wie für die Tomate – nach ihr gerne ein Vertreter der Schwachzehrer.

Nachbarschaftskonflikte

Lieber nicht neben die Tomate – siehe oben! Wer auf selbstbefruchtende Sorten setzt, kann neben einer Gurkenpflanze sehr gute Erfolge mit Salat, Basilikum, Möhren und Erbsen erzielen. Wen die Gurke neben sich gar nicht duldet, sind Kartoffeln, Paprika, Radieschen, Rettich, Rote Bete, Salbei und Sellerie. Eine hochwachsende Sonnenblume kann ihr das nötige Licht streitig machen.

Bodenbeschaffenheit

Die Gurke mag humose, nährstoffreiche Erde. Die Zugabe von Kompost oder Rindenhumus ist eine gute Idee. Im Topf oder Kübel sollte hochwertige, organische Gemüseerde ohne Torf zum Einsatz gelangen.

Bewässerung

Gurkenpflanzen vertragen gut und gerne 1,5 bis 3 Liter Wasser täglich. Wenn es richtig heiß ist, sollte abends noch eine extra Runde ausgeben werden. Spätestens wenn die Pflanze hängende Blätter hat, ist Gießen angesagt.

Paprika

Die Paprika ist nicht nur ein optisches Highlight in Topf oder Kübel. Ihre vielen verschiedenen Sorten machen sie auch zum willkommenen Gast in Küche und Keller. Die Gärtner erfreuen sie mit ihrer Unkompliziertheit. Geerntet werden kann bereits ab Mitte Juli. Wichtig: Dabei immer Handschuhe tragen. Das Capsaicin, welches in Chilis und Paprika enthalten ist, kann Augen- und Nasenschleimhäute stark reizen.

Variationen

Blockpaprika: Sie sind die „normalen", herkömmlichen Gemüsepaprikas, die sich durch ihr mildes Aroma und ihre vielseitige Verwendung auszeichnen. Züchtungen gibt es in Rot, Gelb, Orange und auch in Brauntönen. Die grünen Früchte sind streng genommen unreif, können aber bedenkenlos verzehrt werden.

Hornpaprika: Sie zählen zu den „Größten" unter den Paprika. Ihre Früchte können bis zu 30 cm lang werden. Sie sind geschmacklich feiner im Aroma mit leichter Süße, brauchen allerdings mehr Zuwendung als Blockpaprika.

Spitzpaprika: Vorsicht bei der Sortenwahl, manche können ganz schön scharf werden!

Bratpaprika: Sie kennt man in Spanien als Pimientos, was auch schon einen guten Hinweis darauf liefert, dass sie eine ziemlich scharfe Note entwickeln können.

Tomatenpaprika: Sie sind eine Spezialität aus Ungarn und vielseitig verwendbar. Ihre Früchte sind kleiner als jene der Blockpaprika, dafür milder im Geschmack und fleischiger. Sie reifen meist früher als die Block- und Spitzpaprika.

Snackpaprika: Ihr Name ist Programm! Sie sind ideal für Kübelpflanzen am Balkon oder der Terrasse. Ihre Früchte sind kleiner, nur ca. 5 bis 8 cm lang und haben ein unwiderstehlich süßes Aroma. Die wenigen Kerne, die sie ausbilden, sammeln sich rund um den Stil.

Kirschpaprika: Vorsicht, der Name trügt! Sie sind klein und gemein! Ihre Schärfe ist nicht zu unterschätzen, auch wenn die Früchte nur maximal 3 cm groß werden.

Pflanzzeit

Ab Mitte April können sie in ein Gewächshaus, ab Mitte Mai ins Freie gesetzt werden.

Lichtverhältnisse

Paprika sind sehr kälteempfindlich. Für ideales Wachstum benötigen sie daher einen warmen, windgeschützten Standort mit direkter Sonne. Wenn sie wählen könnten, wäre eine windgeschützte Hauswand Richtung Süden ihr bevorzugter Platz.

Fruchtfolge

Nachtschattengewächse folgen nicht gerne aufeinander nach im Gemüsebeet. Vor und nach dem Pflanzen einer Paprika sollten daher weder Kartoffel noch Tomate oder Aubergine das Beet bevölkern.

Nachbarschaftskonflikte

Gut läuft es im Beet für die Paprika, wenn sie Möhren, Kohl, Tomaten und Zucchini neben sich hat. Als schlechte Nachbarn hingegen empfindet sie Erbsen, Gurken, Sellerie und Kartoffeln. Zu letzteren ist die Aversion so groß, dass sogar ein benachbarter Kartoffelacker außerhalb des eigenen Gartens den Ertrag mindern kann. In Jahren, wo auf dessen Ackerfläche Weizen oder Mais wächst, ist die Ernte sichtlich üppiger.

Bodenbeschaffenheit

Paprika mögen leicht saure bis neutrale Böden, die gerne sandig sein dürfen. Gegen die Gabe von Kompost oder biologischem Dünger wie z. B. Urgesteinsmehl haben sie nichts einzuwenden.

Bewässerung

Ihre Herkunft aus den Tropen macht sie zu wasserliebenden Pflanzen. 2- bis 4-mal gießen pro Woche sollte Pflicht sein, bei hochsommerlichen Temperaturen gerne auch öfter.

Möhren

Sie sind ein klassisches Anfängergemüse und garantieren ein Erfolgserlebnis.

Variationen

Neben ihrer Klassifizierung nach Erntezeit kann man sie in Früh-, Sommer- oder Spät-Möhren unterteilen. Rein optisch haben sie inzwischen ein breites Farbspektrum erreicht, welches auch Aufschluss über ihren Geschmack gibt:

Orange Möhren: Sie sind die Klassiker, süßlich im Geschmack und liefern den höchsten Anteil an Beta-Carotin.

Weiße Möhren: Eine neue Züchtung mit mildem Geschmack, allerdings ohne Beta-Carotin.

Violette Möhren: Auch sie sind aus der modernen Lifestyle-Küche nicht mehr wegzudenken. Sie sind besonders aromatisch und sehr süß. Ihre schöne Farbe verlieren sie allerdings beim Kochen.

Gelbe Möhren: Sie sind neutral im Geschmack, das wertvolle Beta-Carotin ist mäßig vorhanden.

Pflanzzeit

Gesät werden können Möhren bereits Anfang März. Dies empfiehlt sich besonders für frühe Sorten, welche dann bereits ab Ende Mai geerntet werden können. Um konstant auf eine verlässliche Ernte setzen zu können, kann ab Anfang März alle vier Wochen bis in den Mai hinein gesät werden. Lagermöhren sollten erst im Mai gesät werden, da sie so bis zum Herbst die ideale Größe für das Einlagern für den Winter erreichen.

Lichtverhältnisse

Die Möhre mag es gerne sonnig und hell.

Fruchtfolge

Möhren zählen zu den Mittelzehrern. Sie können im Beet auf Starkzehrer folgen wie z. B Kürbis, Gurken oder Kartoffeln.

Nach ihnen folgen optimalerweise Schwachzehrer wie Radieschen, Bohnen oder Zwiebeln.

Nachbarschaftskonflikte

Möhren folgen im Beet besonders gerne auf Lauch. Ihn schätzen sie auch als unmittelbaren Nachbarn, ebenso wie Knoblauch und Zwiebeln. Grund: Der Geruch dieser Zwiebelgewächse hält Möhrenfliegen fern.

Bodenbeschaffenheit

Wie alle Knollengewächse mag die Möhre einen lockeren, sandigen Boden. Ist er zu lehmig oder grob, bilden sie statt einer schön zulaufenden Spitze zwei Beine oder andere unübliche Formen aus. Auch Kleinwuchs der Früchte kann die Folge sein. Schwere Böden sollten vorab aufgelockert und mit biologischem Dünger aufgewertet werden.

Bewässerung

Möhren können gut mit Bodentrockenheit umgehen. Längere Durststrecken verkraften sie problemlos, irgendwann darf ein warmer Sommerregen dann gerne wieder für Feuchtigkeit sorgen.

Erbsen

Sie zählen zu den zuverlässigen Proteinlieferanten im Gemüsegarten und erfreuen sich ungebrochener Beliebtheit als Speisegemüse.

Variationen

Ackererbsen: Auch als Futtererbse bekannt, liefern reiche Erträge und punkten mit hohem Proteingehalt.

Markerbsen: Mittelfrühe bis mittelspäte Sorten sind erhältlich. Sie überzeugen durch aromatischen Geschmack, robustes Wachstum, sind sehr widerstandsfähig und ertragreich. Einige Sorten (z. B. Sublima) sind resistent gegen Mehltau, Brennfleckenpilze und andere Pilzerkrankungen.

Palerbsen: Sie sind robuster als ihre Artgenossen und können bereits bei Bodentemperaturen von 2 bis 5 Grad gesät werden.

Zuckererbsen: Auch Zuckerschoten genannt; sie müssen nicht geschält werden, liefern reichlich Protein und schmecken hervorragend.

Pflanzzeit

Erbsen können ab Anfang April direkt in den Boden gesät werden. Dieser sollte dann mindestens eine Temperatur von 8 Grad erreicht haben.

Lichtverhältnisse

Erbsen lieben Licht und Sonne.

Fruchtfolge

Erbsen sind gute Vorkulturen. Da sie Schwachzehrer sind, können sie gut vor den eigentlichen Hauptkulturen gepflanzt werden. Da sie in sich nicht verträglich sind, sollte frühestens nach drei Jahren wieder eine Erbse vor Ort gepflanzt werden.

Nachbarschaftskonflikte

Sie vertragen sich gut mit Möhren, Kohl, Fenchel, Salat und Radieschen. Schlechter steht es mit anderen Hülsenfrüchten und Nachtschattengewächsen.

Bodenbeschaffenheit

Erbsen bevorzugen luftige Böden. Sie sollten zudem humusreich, locker und gut durchfeuchtet sein.

Bewässerung

Erbsen benötigen nicht viel Wasser. Sie vertragen Trockenheit im Zweifelsfall besser als nasse Füße. Es kann hier auch gerne zum Schlauch gegriffen werden. Das sonst so verpönte

Leitungswasser und der darin enthaltene Kalk machen ihnen nichts aus.

Bohnen

Sie zählen zu den traditionsreichsten Gemusesorten, die ein wenig als „arme Leute Essen" in Verruf geraten sind. Der Trend zur pflanzenbasierten Ernährung hat sie jedoch wieder zurück an den Start gebracht.

Variationen

Buschbohnen: Sie können bereits 75 Tage nach Aussaat geerntet werden. Eine Rankhilfe benötigen sie nicht.

Stangenbohnen: Eine 2 m hohe Rankhilfe ist für sie Pflicht. Nach ihrer Aussaat kann es bis zu 100 Tage dauern, bis sie Früchte tragen. Bereits die Maya kannten und schätzten sie. Dort waren sie eine der „Drei Schwestern". Gemeinsam mit Mais und Kürbis wurden sie erfolgreich als Mischkultur (Milpa) gepflanzt. Die Bohnen konnten sich am Mais emporranken und versorgten die Erde mit Stickstoff. Der Kürbis spendete Schatten und schützte den Boden vor Austrocknung. Ernährungstechnisch war man mit dieser Trias ebenfalls auf der sicheren Seite.

Prunk- oder Feuerbohnen: Prunkvoll sind an ihr hauptsächlich ihre leuchtend roten Blüten, was sie nicht nur zur Nutz-, sondern auch zu einer wahren Zierpflanze im Garten adelt.

Ackerbohnen: Sie waren lange Zeit nur mehr als Tierfutter in Verwendung (Saubohnen), erleben gerade jedoch ein Revival.

Pflanzzeit

Ab Mitte Mai können die Samen von Busch- und Stangenbohnen rund um eine Rankhilfe ausgebracht werden. Vorher droht Erfrierungstod. Ackerbohnen sind robuster und können bereits im März gesät oder im Mai als Jungpflanze direkt ins Freie gesetzt werden.

Lichtverhältnisse

Bohnen lieben grundsätzlich die Sonne, Feuerbohnen kommen allerdings auch gut im Halbschatten zurecht.

Fruchtfolge

Wo einmal Bohnen standen, sollten die nächsten drei Jahre keine mehr angebaut werden. Auf Bohnen nachfolgen können hingegen Erdbeeren, Lauch, Kartoffeln, Mangold, Rote Bete oder Spinat.

Nachbarschaftskonflikte

Gute Nachbarn sind Tomaten, sämtliche Kohlgemüse, Sellerie, Salatköpfe und Rote Bete. Erbsen und andere Bohnen sollten nicht neben Buschbohnen gepflanzt werden. Ein echter Gewinn für die Nachbarschaft hingegen ist Bohnenkraut, da es die schwarze Bohnenlaus fernhält.

Bodenbeschaffenheit

Bohnen bevorzugen feuchtes, aber nicht zu nasses Erdreich. Die Gabe von Kompost ist willkommen. Feuerbohnen mögen auch lehmige Böden.

Bewässerung

Buschbohnen kommen sehr gut mit sparsamer Bewässerung aus. Stangenbohnen hingegen benötigen ab ihrer Blütezeit regelmäßig ausreichend Wasser. Auch Feuerbohnen sollten regelmäßig gegossen werden. An sehr sonnigen Standorten oder im Sommer kann es sonst passieren, dass sie ihre wunderschönen Blüten abwerfen.

Zwiebeln

Speisezwiebeln sind Pflicht in jedem anständigen Gemüsegarten. Von Juli bis September können sie geerntet werden. Spätestens Anfang Oktober sollten sie aus dem Beet genommen werden und in ihrem Winterquartier eingelagert sein.

Variationen

Etagen- oder Luftzwiebel: Sie sind bei uns kaum bekannt, firmieren auch unter der Bezeichnung „ägyptische Zwiebel", stammen aber, um die Verwirrung komplett zu machen, ursprünglich aus Nordamerika.

Gemüsezwiebel: Sie sind der unkomplizierte und vielseitige Klassiker, der in keinem Küchengarten fehlen darf.

Gelbe Küchenzwiebel: Sie gibt es inzwischen in vielen verschiedenen Sorten. Diese sind sehr schmackhaft und werden gerne für die internationale Küche verwendet. In Form und Geschmack können sie sehr unterschiedlich sein, ihre gelbe Farbe ist ihnen jedoch gemein.

Weiße Küchenzwiebel: Sie bestechen durch einen dezent-milden Geschmack und sind kleiner und rundlicher als die herkömmliche Gemüsezwiebel. Sie finden häufig Verwendung in Salaten und überzeugen mit überdurchschnittlicher Lagerfähigkeit.

Rote Küchenzwiebel: Auch von ihr gibt es inzwischen zahlreiche Sorten. Charakteristisch sind ihre rote Schale und das rötliche Fruchtfleisch.

Frühlingszwiebel: Ihre Zwiebeln sind klein und zart, aber auch ihre grünen Triebe können verwendet werden.

Perl- oder Silberzwiebel: Sie werden nach der Ernte eingelegt und erfreuen den ganzen Winter über.

Schalotten: Sie zählen zu den altesten bekannten Zwiebelsorten. Sie werden oft als „Edelzwiebeln" bezeichnet und überzeugen in der Küche hauptsächlich durch ihr starkes Aroma und eine feine Schärfe. Sie können früh geerntet und sehr gut eingelagert werden.

Pflanzzeit

Die Steckzwiebeln können im März und April in den Boden eingebracht werden.

Lichtverhältnisse

Die Zwiebel mag es sonnig und luftig. Windschutz ist für sie eher kontraproduktiv.

Fruchtfolge

Nach Zwiebeln können Erdbeeren, Salat oder Rüben nachgepflanzt werden. Lauchgewächse wie Schnittlauch oder Knoblauch sowie Zwiebeln selbst dürfen erst nach frühestens drei Jahren wieder an Ort und Stelle angebaut werden.

Nachbarschaftskonflikte

Besonders gut gedeihen Zwiebeln neben Möhren und Rote Bete.

Bodenbeschaffenheit

Die Zwiebel gedeiht am besten in humusreichen Böden, die nicht zu feucht sind. Sehr gerne darf das Erdreich sandig bis lehmig sein, wenn mit Kompost aufgebessert wird.

Bewässerung

Im Freien müssen Zwiebeln meist nicht gegossen werden. Auch längere Trockenperioden verkraften sie sehr gut. Staunässe hingegen schadet auch ihnen. Im Sommer reicht es oft schon, die Erde an der Oberfläche mit einer Harke zu lockern. Das wirkt wie eine Mulchschicht und verhindert das Austrocknen des Bodens.

Kohlrabi

Sie sind die Shootingstars im Gemüsebeet. Von der Anpflanzung bis zur Ernte dauert es nur wenige Wochen. Die Köpfe sollten nicht zu groß werden, sonst werden sie holzig.

Variationen

Es gibt frühe, mittelfrühe und späte Kohlrabisorten. Von lila bis hellgrün ist auch farblich inzwischen für jeden Geschmack etwas dabei. Gezieltes Pflanzen je nach Erntezeit ermöglicht frische Kohlrabi bis in den Herbst hinein.

Pflanzzeit

Frühestens Ende März, besser ab Mitte April. Soll im Spätherbst noch einmal geerntet werden, kann bis Anfang Juli gesät oder bis Anfang August gepflanzt werden.

Lichtverhältnisse

Kohlrabi mögen sonnige bis halbschattige Standorte.

Fruchtfolge

Nach Kohlrabi gedeihen besonders gut Erbsen, Erdbeeren, Gurken, Kartoffeln, Kürbis, Möhren, Lauch, Salat, Sellerie, Spinat, Mais oder Zwiebeln.

Nachbarschaftskonflikte

Gute Gesellschaft für Kohlrabi sind Salatköpfe. Sie vertreiben Erdflöhe. Spinat im Beet fördert das Wachstum aller Mitbewohner. Auch Kräuter, Rote Bete und Fenchel haben einen positiven Einfluss auf den Kohlrabi.

Bodenbeschaffenheit

Als Mittelzehrer bevorzugen Kohlrabi einen humusreichen und gleichmäßig durchfeuchteten Boden.

Bewässerung

Kohlrabi schätzen regelmäßige Bewässerung, aber keine Staunässe.

Brokkoli

Er wird besonders von Vegetariern und Veganern wegen seinem recht hohen Proteingehalt geschätzt. Aber auch Folsäure, Vitamin C und Beta-Karotin sind reichlich vorhanden. Bereits sechs bis acht Wochen nach dem Setzen kann geerntet werden.

Variationen

Unter den bekannten 150 Sorten zu wählen, fällt nicht leicht. Es gibt jedoch auch bei Brokkoli frühere und spätere Sorten. Neben den herkömmlichen gibt es noch die sogenannten „Sprouting-Sorten", die problemlos im Freien überwintern können und mehrjährig sind.

Pflanzzeit

Vorgezogene Jungpflanzen können ab Mitte Mai ins Freie. Winterbrokkoli kann im August gepflanzt werden und sogar noch im September. Im April oder Mai des darauffolgenden Jahres kann dieser dann geerntet werden.

Lichtverhältnisse

Es darf gerne sehr sonnig sein.

Fruchtfolge

Brokkoli kann sehr gut die Nachfolge im Beet nach Zuckererbsen, Salat und Stangenbohnen antreten. Nach anderen Kohlgemüsen, Gurken oder Zucchini besser nicht.

Nachbarschaftskonflikte

Gute Nachbarn sind Bohnen, Rote Bete, Salat, Mangold, Lauch, Sellerie und Radieschen. Andere Kohlarten lieber weit entfernt pflanzen.

Bodenbeschaffenheit

Als Starkzehrer bevorzugt Brokkoli einen tiefgründigen, kalkhaltigen und sehr nährstoffreichen Boden.

Bewässerung

Brokkoli benötigt als Jungpflanze nur mäßig Wasser, die Gabe sollte mit der Zeit jedoch intensiviert werden.

Lauch

Lauch ist vielseitig und anspruchslos. Er verträgt Hitze und Kälte gleichermaßen. Er kann daher mit Fug und Recht als echtes Einsteigergemüse bezeichnet werden.

Variationen

Von Anfang Juli bis Ende August kann der Sommerlauch geerntet werden. Dieser wird oberhalb der Wurzel abgeschnitten und wächst dann noch einmal nach. Von Anfang September bis Dezember gibt es Herbstlauch, doch damit nicht genug. Von Dezember bis Ende Mai kann Winterlauch geerntet werden. Wenn dieser nicht im Beet bleiben soll, kann er sehr gut an einem kühlen und dunklen Ort mit Erde oder Sand bedeckt eingelagert werden.

Pflanzzeit

Die jungen Pflanzen können ab Mai ins Freie.

Lichtverhältnisse

Lauch mag Sonne bis Halbschatten und ein windgeschütztes Plätzchen.

Fruchtfolge

Lauch kann im Beet sehr gut auf Frühkartoffeln nachfolgen.

Nachbarschaftskonflikte

Gurken, Möhren, Sellerie, Kohlrabi und Salat sind perfekte Nachbarn. Weniger geeignet sind dafür Busch- oder Stangenbohnen sowie Erbsen und Rote Bete.

Bodenbeschaffenheit

Die Erde sollte gut durchfeuchtet sowie humus- und nährstoffreich sein.

Bewässerung

Lauch benötigt reichlich Wasser. Die Oberfläche darf zwischendurch leicht antrocknen. Lange Trockenphasen sind jedoch ebenso schädlich wie Staunässe.

Kartoffeln

Sie sind die Basis jedes Selbstversorger-Gartens. Da sie gut gelagert werden können, sind sie für die Bevorratung sehr gut geeignet. Die vielen verschiedenen Sorten bieten Abwechslung in Garten und Küche. Wer keine ausreichende Fläche zur Verfügung hat, kann Kartoffeln auch im Hochbeet oder in speziellen Pflanzsäcken oder größeren Kübeln kultivieren, welche auf jeden Balkon passen.

Variationen

Bei Kartoffeln unterscheidet man grundsätzlich nach frühen und späteren Sorten. Wer diese zeitlich gut aufeinander abstimmt, ist ganzjährig mit Kartoffeln aus eigenem Anbau versorgt. Aber auch nach ihrer Konsistenz wird unterschieden. Hier entscheidet die Verwendung darüber, ob es eher eine mehlig kochende oder speckig/fest kochende Sorte sein soll. Neben den herkömmlichen Feldkartoffeln gibt es auch interessante Varianten, die Farbe und Abwechslung in den Hausgarten bringen.

Süßkartoffeln: Sie stammen ursprünglich aus den Tropen, werden inzwischen aber überall auf der Welt erfolgreich kultiviert. Sie sind besonders für Diabetiker zu empfehlen, da sie sich positiv auf den Blutzucker auswirken. Geschmacklich und optisch punkten sie ebenfalls.

Topinambur: Sie sind ein wenig exotisch, vor allem aber sind sie botanisch keine Kartoffeln, wachsen aber schnell und unkompliziert. Sie sind genügsamer, was Boden und Licht betrifft, neigen allerdings dazu, den Garten zu erobern. Die Ernährungsmedizin schätzt sie wegen ihres hohen Inulingehalts.

Blaue und rote Kartoffeln: Zahlreiche neue Sorten erfreuen Auge und Gaumen. Optisch sind sie auf jeden Fall ein Highlight.

Zu beachten

Die Saatknollen sollten nicht zu dicht nebeneinander ins Erdreich eingebracht werden. Dies fördert die Blatt- und Knollenfäule und kann die ganze Ernte vernichten.
Ausgereifte Kartoffeln, die knapp an der Oberfläche liegen und eine grünliche Schale aufweisen, dürfen nicht verzehrt werden! Sie enthalten Solanin, das für Menschen giftig ist.

Lagerung

Klebt Erde an der Kartoffel, sollte diese unbedingt dranbleiben. Sie bietet der Knolle Schutz im Winterquartier. An einem kühlen, trockenen Ort bei max. 12 Grad und Dunkelheit lagern sie am besten. Auf keinen Fall neben Äpfeln oder Birnen legen, da diese die Kartoffeln schneller faulen lassen. Gute Aufbewahrungsmittel sind Körbe oder Jutesäcke, wo sie genügend Sauerstoff bekommen. In Holzkisten sollten sie mit Zeitungspapier bedeckt werden.

Pflanzzeit

Wenn die Saatkartoffeln ausreichend Triebe gebildet haben, können sie ab Mitte April bis spätestens Anfang Juni in die Erde. Nach vier bis fünf Monaten kann im Regelfall geerntet werden.

Lichtverhältnisse

Egal ob im Boden oder im Pflanzsack: Der Standort muss hell und warm sein.

Fruchtfolge

Kartoffel sind Starkzehrer und können nicht nach Kartoffeln an derselben Stelle gepflanzt werden. Ihnen nachfolgen können problemlos Bohnen, Zuckermais und sämtliche Kohlarten.

Nachbarschaftskonflikte

Kartoffeln vertragen sich immer gut mit Ackerbohnen, Kohlrabi, Mais und Spinat. Wachsen Tomaten in der Nähe, würden diese mit Sicherheit den Kürzeren ziehen.

Bodenbeschaffenheit

Kartoffeln gedeihen auf nahezu allen nährstoffreichen Böden. Die idealen Voraussetzungen bieten sandige und lockere Lehmböden. Als Dünger ist die Gabe von Kompost empfehlenswert.

Bewässerung

Im Beet oder Acker reichen die natürlichen Wasservorgaben meist aus. In Hochbeet, Sack oder Kübel muss regelmäßig bewässert werden.

Pastinake

Sie ist ein schmackhaftes Wurzelgemüse, verwandt mit Möhre und Petersilie. In der Küche erlebt sie derzeit eine Renaissance.

Variationen

Viele Sorten gibt es von ihr nicht. Am besten setzt man auf alte, bewährte und ertragreiche Züchtungen.

Pflanzzeit

Ab Mitte März bis Ende April erfolgt die Aussaat direkt ins Beet.

Lichtverhältnisse

Sonnig bis halbschattig wäre ideal.

Fruchtfolge

Ideale Vorkulturen für Pastinaken sind Starkzehrer wie Kohlgemüse oder Tomaten. Nicht zu empfehlen sind Fenchel, Sellerie oder andere Doldenblütler.

Nachbarschaftskonflikte

Harmonie im Gemüsebeet garantieren Radieschen oder Salat. Diese lassen den Pastinaken ausreichend Platz zum Wachsen. Auch Zwiebeln sind gute Nachbarn.

Bodenbeschaffenheit

Die beste Ernte erzielt man auf tiefgründigen und lockeren Böden. Perfekt wären lehmige Sandböden mit einem hohen Humusanteil. Ist der Boden zu schwer, neigen Pastinaken zur Mehrbeinigkeit.

Bewässerung

Pastinaken lieben feuchtes Erdreich. Regelmäßige Bewässerung ist daher unerlässlich.

Rote Bete

Man liebt sie oder man verabscheut sie: Dazwischen gibt es nichts. Das vitamin- und nährstoffreiche Gemüse scheidet zwar die Geister, ist für den Selbstversorger-Garten jedoch ein unverzichtbares Lager- und Wintergemüse. Darüber hinaus gelingt ihr Anbau so gut wie immer.

Variationen

Sie sind klassisch violett, länglich, kugelrund, aber auch gelb, weiß und mit gestreiftem Fruchtfleisch erhältlich. Ihre Sortenvielfalt kann sich wahrlich sehen lassen. Die Entscheidung sollte wieder nach gedachter Verwendung, Lagerfähigkeit und Ertrag gefällt werden.

Pflanzzeit

Mitte April bis Anfang Juni.

Lichtverhältnisse

Es darf gern vollsonnig und sehr warm sein. Da diese Plätze im Garten aber heiß begehrt sind, würde die Rote Bete auch im Halbschatten noch gute Erträge liefern.

Fruchtfolge

Rote Bete folgen gut auf Starkzehrer wie z. B. Kohlgemüse nach. Sie selbst sollten mindestens 3 Jahre lang nicht am selben Ort wieder gepflanzt werden.

Nachbarschaftskonflikte

Als Nachbarn haben sich Erbsen, Kohlrabi, Salat und Buschbohnen bewährt.

Bodenbeschaffenheit

Rote Bete bevorzugen sandige Böden. Diese sollten humusreich und locker sein.

Bewässerung

Gerade an wärmeren Tagen benötigen sie viel Wasser. Konstant feuchtes Erdreich ohne Staunässe ist ideal.

Radieschen

Sie sind unkompliziert, schnell wachsend, als Vor-, Haupt- oder Spätkultur ideal und mit allen gut verträglich.

Variationen

Radieschen unterscheidet man nach Frühjahr-, Sommer- und Herbstsorten. Innerhalb dieser Kategorien hat man die Qual der Wahl: Es gibt kugelrunde und längliche, weiße, gelbe, rote, violette und mehrfarbige. Auch im Geschmack unterscheiden sie sich. Manche sind milder, manche scharf.

Pflanzzeit

Frühe Sorten können ab Ende Februar in Frühbeet oder Gewächshaus gesät werden. Ins Freie kann ab März ausgesät werden, sobald der Boden frostfrei ist. Als Nachkultur können Radieschen noch bis Anfang September gesät werden. Geerntet werden kann im Sommer nach drei bis vier Wochen, im Frühling und Herbst nach sechs bis acht Wochen.

Lichtverhältnisse

Sonnig und luftig sollte der Standort sein.

Fruchtfolge

Radieschen sind als Schwachzehrer die unkomplizierten Allrounder im Gemüsebeet. Sie können als Vor- und

Nachkulturen gepflanzt werden, aber auch gerne als Lückenfüller zwischendurch.

Nachbarschaftskonflikte

Gute Nachbarn im Beet sind Salat, Tomaten und Bohnen. Nicht geeignet sind Gurken und Kohlrabi.

Bodenbeschaffenheit

Leichtes bis mittelschweres Erdreich mit ausreichend Humus wäre ideal.

Bewässerung

Konstant feuchter Boden ist perfekt für sie. Weder Trockenheit noch Staunässe sind erwünscht.

Spargel

Er gilt nicht unbedingt als Einsteiger-Gemüse, obwohl er sehr genügsam ist. Nicht umsonst sind bestimmte Anbauregionen für Spargel prädestiniert. Außerdem nimmt er recht viel Platz in Anspruch und stellt die Geduld des Gärtners auf eine harte Probe. Denn: Geerntet werden kann frühestens im zweiten, manchmal erst im dritten Jahr nach der Pflanzung. Zeh Pflanzen im Garten decken dann allerdings den Bedarf einer 5- bis 6-köpfigen Familie locker ab.

Variationen

Weißer Spargel: Er ist in unseren Breiten eher unüblich für den Hobbygarten. Mit ein paar Tricks und im richtigen Boden können jedoch durchaus Achtungserfolge erzielt werden.

Grüner Spargel: Er gilt als der unkomplizierte Vertreter und wird geschmacklich und von seiner feineren Konsistenz her bevorzugt.
Lila Spargel: Eine moderne Züchtung, die Abwechslung auf den Teller bringt.

Pflanzzeit April.

Lichtverhältnisse

Sonniger, warmer Standort, idealerweise mit Nord-Süd-Ausrichtung.

Fruchtfolge

Spargel ist der ideale Nachmieter im Kartoffelbeet. Wenn dieses im Herbst mit Kompost und Mist aufgewertet wird, steht einem Einzug im Frühjahr nichts mehr im Wege. Grünspargel kann bis zu zehn Jahre in Folge an Ort und Stelle nachgepflanzt werden.

Nachbarschaftskonflikte

Mit Bohnen, Erbsen, Gurken, Kohlrabi und Salat versteht sich der Spargel sehr gut.

Bodenbeschaffenheit

Spargel gilt als Pionierpflanze und wächst daher auf so gut wie allen Böden. Selbst wenn diese nährstoffarm, trocken, sandig oder steinig sind. Da er sehr tief wurzelt, sollte jedes Pflanzloch mindestens 40 cm tief ausgehoben werden.

Bewässerung

Pro Woche benötigt der Spargel ca. 5 Liter Wasser pro Quadratmeter. Im Sommer kann sich der Bedarf auf bis zu 40 Liter pro Quadratmeter steigern.

Rettich

Der Garten-Rettich ist seit jeher ein beliebtes Salat- und Lagergemüse. Den scharfen Geschmack allerdings muss man mögen.

Variationen

Neben den frühen und späten Sorten unterscheidet man:
Rattenschwanz-Rettich: Von diesem können sowohl die Schoten als auch die Blätter mitgegessen werden.

Ölrettich: Ihm kommt als Speisegemüse weniger Bedeutung zu. Er wird häufig auf Ackerland als Gründünger angebaut.

Speise-Rettich: Diesen kennen wir als unserem heimischen Gemüse-Rettich. Von ihm werden lediglich die Wurzeln verzehrt.

Pflanzzeit

Die frühen Sommerrettiche können bereits ab Februar gesät werden. Vorgezogene Pflanzen können ab Juni direkt ins Freie gesetzt werden. Späte Sorten kann man bis in den September hinein anbauen.

Lichtverhältnisse

Der Rettich mag es gern sonnig und hell.

Fruchtfolge

Vor ihm und nach ihm sollten keine weiteren Kreuzblütler ins Beet. Alle anderen Pflanzen haben gute Chancen.

Nachbarschaftskonflikte

Rettich gedeiht gut neben Tomaten, Bohnen, Möhren und Spinat. Gurken und andere Kreuzblütler schätzt er hingegen nicht.

Bodenbeschaffenheit

Ein nährstoffreicher, dichter Boden, der gut Feuchtigkeit speichern kann, wird bevorzugt.

Bewässerung

Gerade Jungpflanzen benötigen viel Wasser. Die Früchte werden sonst pelzig und bekommen Risse.

Rhabarber

Die großblättrige, urtümlich wirkende Pflanze kennen die meisten für die Herstellung von Kompott und Kuchen. Im Garten ist er genügsam, robust und leicht zu kultivieren. Die Staude ist mehrjährig, winterhart und steigert ihren Ertrag von Jahr zu Jahr.

Variationen

In heimischen Gärten wächst der „gemeine Rhabarbe" den es in verschiedenen Sorten gibt. Besonders beliebt sind Erdbeer- und Himbeer-Rhabarber. Der chinesische Rhabarber ist eine reine Zierpflanze.

Pflanzzeit

Gesetzt wird zeitig im Frühjahr, geerntet werden kann ab April bis Ende Juni. Achtung: Rhabarber hat eine Deadline für die Ernte. Nach dem 24. Juni (Fest des Hl. Johannes) sollte kein Rhabarber mehr geerntet werden. Bis zu diesem Zeitpunkt hat sich in seinen Stielen die giftige Oxalsäure gebildet, die ihn für den Verzehr verdirbt.

Lichtverhältnisse

Volle Sonne muss nicht unbedingt sein, ein heller Standort aber jedenfalls.

Fruchtfolge

Rhabarber kann bis zu 8 Jahre lang an derselben Stelle wachsen. Da er zur Wucherung neigt, sollte dies bei der Pflanzung unbedingt bedacht werden.

Nachbarschaftskonflikte

Gutes Potenzial entfaltet das Gemüsebeet, wenn neben Rhabarber, Erbsen, Bohnen, Spinat, Salat und Kohlrabi gesetzt werden.

Bodenbeschaffenheit

Der Boden sollte tiefgründig sein, damit das Wurzelwerk sich ausbreiten kann. Eine Mischung aus Gartenerde, Kompost und natürlichem Dünger wie Urgesteinsmehl oder Hornspänen liefert optimale Ergebnisse.

Bewässerung

Der Boden sollte immer gut feucht sein. Längere Trockenperioden richten jedoch auch kaum Schaden an.

Mais

Der Ackerbau kennt ihn als Grün-, Silo- oder Futtermais. Aber auch im eigenen Garten machen sich bestimmte Arten (z. B. Zuckermais) ganz hervorragend. Berücksichtigen sollte man aber, dass diese Pflanzen hoch hinauswollen und andere gerne in den Schatten stellen.

Variationen

Körnermais: Hierzu zählen u. a. Popkornmais und Ziermais.
Zuckermais: Er ist der beliebteste und unser bekannter Gemüsemais.

Pflanzzeit

Ab Mitte April bis Mitte Mai können die Saatkörner direkt in die Erde eingebracht werden. Der Boden sollte 10 Grad plus schon erreicht haben. Wer Pflanzen vorziehen möchte, kann dies ab Ende März tun und die Jungpflanzen ab Mitte/Ende Mai dann ins Freie setzen. Geerntet werden kann von Juli bis September.

Lichtverhältnisse

Mais bevorzugt einen windgeschützten Standort mit voller Sonne.

Fruchtfolge

Mais weist eine hohe Selbstverträglichkeit auf und kann bis zu drei Jahre in Folge am selben Standort angebaut werden. Meist wird man diesen auch beibehalten, da optimaler Platz für die bis zu 2 m hoch werdenden Pflanzen im Gemüsegarten eher rar ist.

Nachbarschaftskonflikte

Gut verträglich ist Mais mit Bohnen, Erbsen, Kürbis, Zucchini, Gurken, Kartoffeln, Salat und Tomaten. Weniger gut bis gar nicht läuft es in Gesellschaft von Sellerie und Roter Bete.

Bodenbeschaffenheit

Ein tiefgründiger, nährstoffreicher Boden wird bevorzugt.

Bewässerung

Der Mais kann ein wenig Trockenheit ganz gut vertragen. Austrocknen sollte der Boden jedoch nicht. Eine Mulchschicht kann im Sommer Schlimmeres verhindern. Regelmäßig moderat wässern ist jedoch Pflicht.

Kürbis

Er zählt zu den unkompliziertesten, ertragreichsten und vielseitigsten Gemüsesorten des Gartens. Seine Sortenvielfalt ist zahlreich, in Europa allein kennen wir 800 verschiedene. Die

Pflanzen sind robust und widerstandsfähig. Auch als Lagergemüse überzeugt er auf der ganzen Linie. Es gibt wenig Gemüsesorten, die sich so vielfältig verarbeiten, zubereiten und konservieren lassen wie er. Allerdings fordert er im Garten sehr viel Platz.

Variationen

Hokkaido: Wer es gerne schnell und unkompliziert mag, wird ihn lieben. Die kräftige orange Schale kann nämlich mit verzehrt werden, was das Verarbeiten um einiges leichter macht.

Butternutkürbis: Seine längliche, beige-gelbe Erscheinung wirkt eher unscheinbar. Geschmacklich überzeugt er jedoch durchaus.

Muskatkürbis: Sein Aroma ist, wie der Name schon sagt, intensiver und würziger.

Spaghettikürbis: Ihren Namen verdankt diese Kürbisart ihrem Fruchtfleisch: Es ist hellgelb und weist im Inneren lange Fasern auf, die sich nach dem Garen wie Spaghetti von der Schale lösen lassen.

Pflanzzeit

Egal ob vorgezogene Jungpflanzen oder Saatgut: Der Kürbis

muss die Eisheiligen abwarten, bis er ins Freie darf. Ab Mitte Mai dann aber jederzeit.

Lichtverhältnisse

Der Kürbis liebt es windgeschützt, sonnig und sehr warm.

Fruchtfolge

Kürbis sollte niemals unmittelbar nach anderen Kürbisgewächsen am selben Ort gepflanzt werden. Gemüse wie Zucchini und Gurke sollten also weder vor noch nach ihm ins selbe Beet. Als ideale Vorkulturen eignen sich Kartoffeln, Hülsenfrüchte und sämtliche Kohlarten.

Nachbarschaftskonflikte

Kürbis ist gesellig und umgänglich mit den meisten Pflanzen. Mit Mais und Stangenbohnen haben ihn schon die Maya zur perfekten Mischkultur (Milpa) gekürt. Diese 3 Pflanzen unterstützen sich tatsächlich gegenseitig und spenden einander im Boden wichtige Nährstoffe. Wenn möglich vermeiden sollte man Dill, Melone und Gurke in seiner Nachbarschaft.

Bodenbeschaffenheit

Als Starkzehrer hat der Kürbis hohe Ansprüche an sein Erdreich. Er braucht viel Humus, dafür sind ihm feuchte Sandböden grundsätzlich gleich recht wie lehmige Böden. Versierte Gärtner machen aus der Platznot im Garten eine Tugend und setzen ihn direkt auf den Komposthaufen oder in dessen unmittelbare Nähe.

Bewässerung

Wer große Früchte in sonniger Lage ausbildet, braucht dementsprechend sehr viel Wasser. Allerdings mag der Kürbis keine nassen Blätter. Gegossen werden sollte daher nur direkt auf die Erde.

Zucchini

Sie sind in den letzten Jahren zum beliebten Trendgemüse geworden. Sie gelten als unkompliziert, vielseitig und schnell wachsend. Letzteres kann dazu führen, dass so mancher Gärtner im Herbst eine riesige Überraschung in Form einer Riesenfrucht beim Abernten vorfinden. Die grünen Früchte sind unter den dichten grünen Blättern nämlich nur schwer auszumachen. Am besten schmecken Zucchini aber knackig und eher klein gewachsen. Diese Ausreißer eignen sich dann fast nur mehr als Tierfutter und künftiger Kompost. Wer dem vorbeugen will, setzt gelbe Sorten.

Variationen

Ob grün, gelb, kugelförmig oder elegant stabförmig: Zucchini sind zwar optisch, geschmacklich aber kaum voneinander zu unterscheiden.

Pflanzzeit

Vorgezogene Pflanzen können ab Mitte Mai ins Beet. Ab Ende Mai oder Anfang Juni können sie auch direkt ins Beet gesät werden.

Lichtverhältnisse

Wie alle mediterranen Gemüse darf es auch für Zucchini gerne sehr sonnig und sehr warm sein.

Fruchtfolge

Zucchini sind Starkzehrer. Unmittelbar nach ihnen gedeihen Mittelzehrer wie Möhren, Mangold oder Fenchel. Als Vor- und Nachkulturen eignen sich auch Radieschen, Bohnen oder Zwiebeln.

Nachbarschaftskonflikte

Solche sind für Zucchini nicht bekannt. Je nach Platz im Beet können nach Herzenslust Salat, Lauch, Möhren, Rettich, Radieschen, Rote Bete, Sellerie, Spinat, Stangenbohnen und Zwiebeln dazu gepflanzt werden.

Bodenbeschaffenheit

Zucchini sind eher anspruchslos, was die Bodenbeschaffenheit betrifft. Ideale Bedingungen bieten ihnen durchlässige, mittelschwere Böden, die reich an Humus und Nährstoffen sind. Mit Kompost oder Hornmehl kann gut nachgebessert werden.

Bewässerung

Zucchini brauchen regelmäßig Wasser. Bei heißen Temperaturen muss täglich gegossen werden.

Blattgemüse

Spinat & Mangold

Variationen

Spinat: Er ist vielseitig und unkompliziert in Züchtung und Verarbeitung. Frischer Spinat kann wie Salat zubereitet und gegessen oder wie Gemüse verkocht werden. Seine Sortenvielfalt ist enorm. Unterschieden wird er hauptsächlich in Früh- und Spätblüher, was sich entsprechend auf die Erntezeit auswirkt. Zu empfehlen sind robuste, schnell wachsende Sorten, die reichen Ertrag für den Selbstversorger-Garten liefern.

Mangold: Er wird unterteilt in Stiel- oder Rippenmangold, sowie Schnitt- oder Blattmangold. Eine kulinarische und optische Besonderheit ist der rote Mangold, der allerdings keine roten Blätter, sondern rote Stiele hat. Diese sind genießbar und schmecken im Vergleich zu den Blättern eher mild und weniger würzig. Diese Sorte verrät aufgrund ihres Geschmacks auch als einzige, dass Mangold botanisch mit der Roten Bete verwandt ist.

Pflanzzeit

Spinat: Er kann Mitte Februar bis Anfang März ausgesät werden. Für den Winteranbau wird er zwischen Mitte

September und Anfang Oktober ausgesät. Geerntet werden kann ab Mitte November bis Anfang April des folgenden Jahres. Von der Aussaat bis zur Ernte vergehen durchschnittlich acht Wochen.

Mangold: Die Aussaat direkt ins Freiland sollte nicht vor Mitte April erfolgen. Stiel-Mangold benötigt mehr (ca. 40 cm) Abstand als Blattmangold. Leichten Frost kann Mangold ganz gut wegstecken.

Lichtverhältnisse

Beide Blattgemüse mögen gerne einen hellen, sonnigen Ort, kommen aber auch im Halbschatten klar.

Fruchtfolge

Spinat und Mangold sind mit sich selbst sowie der Roten Bete nicht verträglich. Ganz hervorragend eignen sie sich in ihrer Eigenschaft als Schwachzehrer jedoch als Vor- oder Nachkultur im Gemüsebeet.

Nachbarschaftskonflikte

Gute Nachbarschaft herrscht mit Erdbeeren, Zwiebeln, Kohlrabi und Bohnen.

Bodenbeschaffenheit

Sowohl Spinat als auch Mangold sind äußerst genügsam und wachsen auf so gut wie jedem Boden. Bessere Erträge erzielt man, wenn das Erdreich gut aufgelockert und mit Kompost angereichert wird.

Bewässerung

Konstante Wasserversorgung ist wichtig, da die Blätter sonst schnell welken. Das Gießen sollte möglichst am Morgen erledigt werden, damit die Pflanze wieder ordentlich trocknen kann.

Salate

Sie zählen zu den unkomplizierten und sehr beliebten Gästen im Gemüsebeet. Für noch ungeübte Gärtner zaubern sie rasche Erfolgserlebnisse und somit auch schnell ein Lächeln in jedes Gesicht.

Variationen

Grundsätzlich unterscheidet man zwischen Kopf- und Schnittsalat. Doch auch hier ist das Angebot inzwischen schier unüberschaubar. Interessante Optionen sind die sogenannten Pflücksalate(z. B. Lollo rosso) oder die Baby-Leaf-Salate, die momentan im Trend liegen. Sie bilden zwar keinen Kopf aus, können jedoch bereits ab einer Höhe von 6 bis 8 cm geschnitten und verzehrt werden.

Eine Sonderstellung im Gemüsebeet kommt den Asia-Salaten zu. Sie sind schnell wachsend und liefern Sommer wie Winter frischen Salat. Außerdem zählen sie zu den kälteresistentesten Gemüsesorten überhaupt. Temperaturen bis zu minus 10 Grad sind kein Problem für sie. Allerdings sind Asia-Salate bei der Wahl ihrer Beet-Nachbarn ein wenig wählerischer als der heimische Kopfsalat. Radieschen, Rettich, Kohlrabi und Brokkoli kommen in ihrer Gegenwart nicht wirklich in die Gänge.

Feldsalat: Er ist einer der bekanntesten Klassiker im Salatbeet. Darüber hinaus kann er sich problemlos in die momentan so angesagten Superfoods einordnen. In ihm enthalten sind nämlich ätherische Baldrian-Öle, Magnesium und Kalzium, welche im Gesamtpaket echte Nervennahrung aus ihm machen.

Rucola: Er wertet mit seiner intensiven Farbe jedes Salatbuffet, aber auch jedes Gemüsebeet, optisch auf. Aber auch seine inneren Werte können sich sehen lassen. Rucola ist reich an Eisen und Kalium. Aufgrund der in ihm enthaltenen Bitterstoffe wirkt er verdauungsfördernd und entwässernd. Besonders interessant machen ihn die in ihm enthaltenen Senföle, die für den intensiven Geschmack dieser Sorte verantwortlich zeichnen. Studien belegen, dass sie vorbeugend gegen Krebserkrankungen wirken können.

Pflanzzeit

Ab Ende März oder Anfang April können die vorgezogenen Pflanzen ins Freie gesetzt werden. Alternativ kann man sie auch direkt aussäen. Auch beim Salat gibt es frühere und spätere Sorten. Wer gerne den ganzen Sommer über gut versorgt ist, setzt die nächsten Pflanzen bereits, wenn sich bei der vorherigen Generation schon Köpfe ausbilden.

Lichtverhältnisse

Salatköpfe möchten einen möglichst hellen, sehr sonnigen Standort. Sie verkümmern sonst. Blatt- und Pflücksalate gedeihen auch im Halbschatten sehr gut.

Fruchtfolge

Als Vorkulturen für das Salatbeet eignen sich Lauch, Spinat und Zwiebeln.

Nachbarschaftskonflikte

Gute Nachbarschaft ergibt sich für Kopfsalat mit Bohnen, Erbsen, Erdbeeren, Gurken, Kohl, Lauch, Möhren, Tomaten und Zwiebeln. Sellerie sollte hingegen nicht in unmittelbarer Nähe gepflanzt werden. Pflücksalate können gut mit Brokkoli, Erbsen, Möhren, Kohlrabi, Mais, Mangold, Pastinaken und Radieschen.

Bodenbeschaffenheit

Grundsätzlich ist Salat auch in diesem Punkt recht

anspruchslos. Auf sandigen Böden muss mehr gegossen werden. Allerdings erwärmen sich diese im Frühjahr auch schneller, was sich positiv auf das Wachstum der Pflanzen auswirkt. Könnten Salatköpfe wählen, würden sie sich für ein Beet mit tiefgründigem, lockerem Boden entscheiden, der reich an Humus, aber stickstoffarm ist. Wer mit wenig Aufwand schönen Salat bekommen will, gibt eine Mulchschicht auf das Beet. Alternativ kann dieses auch regelmäßig geharkt werden, um allzu rascher Verdunstung des Erdreichs vorzubeugen.

Bewässerung

Die einzige echte Zuwendung, die Salat im Beet wirklich braucht, ist regelmäßiges Wässern. Sonst werden die Blätter holzig und die Köpfe wachsen nur mehr langsam. Wenn die Salatköpfe sich zu schließen beginnen, kann sparsamer gegossen werden. Wichtig: keine Kopfdusche beim Gießen, sondern gezielt auf die Erdoberfläche.

Kohlgemüse

Variationen

Chinakohl: Er stammt tatsächlich ursprünglich aus China. Meist wird er in einem Atemzug mit Salat erwähnt, zählt botanisch jedoch zu den Kohlarten. Er punktet mit seinem feinen Geschmack und der Tatsache, dass er sowohl roh als auch im Rohr überbacken oder gebraten zubereitet werden kann. Er hat kaum Kalorien, dafür liefert er reichlich Vitamin A und C, Folsäure und Beta-Carotin. Für Vegetarier und Veganer besonders interessant macht ihn sein hoher Eisengehalt.

Blumenkohl: Er ist unter vielen Bezeichnungen bekannt. Am geläufigsten sind: Karfiol (Österreich), Käsekohl, Blütenkohl, Traubenkohl, Minarett-Kohl oder Italienischer Kohl. Die Namensvielfalt bietet schon einen dezenten Hinweis auf seine Vielseitigkeit in der Zubereitung. Er eignet sich als Salat ebenso wie als Gemüse. Neuerdings kommt ihm im Zuge der Low-Carb-Ernährung ganz besondere Bedeutung zu. Dort werden aus ihm Pizzaböden, Reis, Püree und sogar Steaks und Buffalo Wings zubereitet. Veganer schätzen ihn als Basis für Gerichte, die Käse und Ei verlangen würden (z. B. Fettuccine Alfredo).

Rotkohl: Aus unserer traditionellen Hausmannskost ist dieser beständige Vertreter der Kohlgemüse kaum wegzudenken. Doch auch als Rohkost-Salat ist er ein Hit und überzeugt sogar als Steak aus dem Ofen für die vegetarische und vegane Küche. Je nach pH-Wert des Bodens kann der Rotkohl seine Farbe ändern. In sauren Böden erscheint diese eher rot, in alkalischen Böden tendiert sie eher ins Bläuliche. Dieser Umstand mag auch dafür verantwortlich zeichnen, dass er umgangssprachlich mal als Rotkraut, mal als Blaukraut Erwähnung findet.

Spitzkohl: Er wirkt eher unscheinbar, hat es aber in sich. Spitzkohl ist ein hervorragender Vitamin C-Lieferant. Die in ihm enthaltene Ascorbinsäure wird beim Kochen in Vitamin C umgewandelt. Aus diesem Grund wurde und wird er noch heute zu Sauerkraut verarbeitet. Dank dieser besonderen Form der Konservierung werden wir auch den Winter über zuverlässig mit dem so wichtigen Vitamin versorgt.

Wirsing: Er verdankt der aktuellen Smoothie-Bewegung in heimischen Küchen ein nie da gewesenes Revival. Früher als Essen für arme Leute verschrien, kommt Wirsing nun bereits zum Frühstück oder als Powersnack für zwischendurch in den Mixer. Was ihn neben seinem hohen Vitamingehalt so besonders wertvoll macht, ist sein hoher Anteil an Vitamin B6, welches im Körper für die bestmögliche Eiweißverwertung und ein gut funktionierendes Nervensystem sorgt.

Darüber hinaus enthält er Folsäure, Kalium, Kalzium und Eisen. Ballaststoffe regeln den Blutzucker, halten unser Sättigungsgefühl im Zaum und sorgen für eine gute Verdauung. Sekundäre Pflanzenstoffe im Wirsing unterstützen unser Immunsystem, besonders in der kalten Jahreszeit.

Rosenkohl: Alle Kohlarten sind grundsätzlich sehr gesund. Aber Rosenkohl ist der Klassenbeste unter ihnen. Nicht nur, dass er geschmacklich wirklich hervorragend zu so ziemlich allen Gerichten dieser Welt passt, auch seine Inhaltsstoffe überzeugen. Neben den Vitaminen A und C, Folsäure, Eisen und Kalzium bringen die grünen Powerkugeln einen recht hohen Proteingehalt mit in die Bilanz. 100 g Rosenkohl liefern uns fast 4 g Eiweiß. Seine sekundären Pflanzenstoffe sind in der Lage, das Risiko für bestimmte Krebsarten zu senken und stärken den Körper bei Erkältungen. Doch auch bei Arthritis, Asthma und sogar Autismus wurden Verbesserungen der Symptome durch den Verzehr des unscheinbaren Rosenkohls festgestellt. Dafür verantwortlich zeichnet Sulforaphan. Es bekämpft freie Radikale und Entzündungsherde im Körper. Sie sind jene Vorgänge, die die moderne Medizin als mögliche Ursachen für Autismus im Fokus hat. Sulforaphan ist neben Rosenkohl auch reichlich in Brokkoli und Blumenkohl enthalten.

Grünkohl: Anderen Baustellen im menschlichen Körper widmet sich der Grünkohl mit seinen Inhaltsstoffen. Vitamin A und Lutein sind gut für unsere Sehkraft. 500 mg Kalium pro 100 g Grünkohl wirken entwässernd und entlasten so das Bindegewebe. Sein hoher Eisengehalt fördert die Blutbildung. Kalzium und Phosphor unterstützen unseren Knochenbau und unsere Zähne.

Weißkohl: Wieder andere Vorteile bringt der Klassiker unter den Kohlarten mit sich. Weißkohl gilt in der Volksmedizin als Lebensmittel und Heilmittel gleichermaßen. Er wirkt sich stabilisierend auf unseren Blutzuckerspiegel aus, hält die Cholesterinwerte in Balance und wird daher im Rahmen von Diäten und Ernährungsumstellungen immer ganz besonders empfohlen. Seinen vorübergehenden Höhepunkt an Popularität verschaffte ihm die Kohlsuppendiät, die vor einigen Jahren groß in Mode war. Doch er kann tatsächlich noch mehr. Bei Geschwüren und Auffälligkeiten im Magen-Darm-Trakt konnte ein Rückgang innerhalb weniger Wochen nach Beginn einer Weißkohl-Kur beobachtet werden.

Pflanzzeit

Sämtliche Vertreter der Kohlfamilie werden idealerweise am Fensterbrett, im Frühbeet oder im Gewächshaus vorzogen und übersiedeln erst als einigermaßen stabile Jungpflanzen ab Mitte April ins Freie. Wer konstante Kohl-Ernten einfahren möchte, pflanzt frühe, mittlere und späte Sorten in Folge, allerdings nicht auf dieselbe Stelle.

Lichtverhältnisse

Sonne oder Halbschatten sind für Kohlgemüse optimal.

Fruchtfolge

Alle Kohlarten zählen zu den Starkzehrern. Wo einmal Kohl gewachsen ist, sollte die nächsten drei Jahre mindestens keiner mehr folgen. Alle Vertreter der Kategorie Mittelzehrer wie z. B. Möhren, Salat, Mangold oder Fenchel sind aber willkommen. Im Jahr darauf können Gemüse aus dem Milieu der Schwachzehrer wie z. B. Spinat oder Mangold folgen.

Nachbarschaftskonflikte

Erbsen, Kartoffeln, Lauch, Salat, Sellerie, Spinat und Tomate unterstützen sich und den Kohl gegenseitig positiv im Gemüsebeet. Weniger gern gesehene Nachbarn hingegen sind Zwiebeln und Knoblauch.

Bodenbeschaffenheit

Kohlarten lieben tiefgründige, nährstoffreiche und humusreiche Böden, die in der Lage sind, Feuchtigkeit gut zu speichern. In sandigen Böden würde das Wasser zu schnell versickern. Lehmige Böden geben die Nährstoffe dafür nicht schnell genug an die Pflanze ab. Die Gabe von Kompost und das Auflockern des Bodens bieten dem Kohl gute Unterstützung beim Wachsen.

Bewässerung

Kohlgemüse liebt konstant feuchtes Erdreich. Regelmäßiges Gießen ist daher unerlässlich.

Kräuter

Sie machen einen Garten und ein köstliches Gericht erst komplett. Wer den ursprünglichen Geschmack frisch geernteter Kräuter aus eigener Pflanzung einmal gekostet hat, möchte nichts anderes mehr. Kräuter sind aber auch sehr pflegeleichte und flexible Pflanzen. Wer auf Nummer sicher gehen möchte, zieht sie von vornherein in Töpfen und Blumenkästen, was besonders die mediterranen Vertreter wie Basilikum, Oregano und Salbei vor Frostbeulen schützen kann. Basilikum ist zusätzlich heiß begehrt bei Schnecken und recht empfindlich, was starke Regengüsse betrifft.

Kräuterschnecke und Kräuterspirale

Wer seine Kräuter an einem Platz haben und zusätzlich ein optisches Highlight für seinen Garten dazugewinnen möchte, legt eine Kräuterspirale an. Die Möglichkeiten sind vielfältig. Es gibt sie bereits fertig zu kaufen in Form von Vorrichtungen aus Metall oder Kunststoff. Doch auch Pflastersteine und Ziegel in Trockenmauertechnik können für die Anlage verwendet werden. Das Prinzip ist: Kräuter, die höher wachsen und mehr Sonne benötigen, kommen nach oben, alle anderen je nach Bedarf in die unteren Etagen. Der Standort im Garten sollte vollsonnig sein. Für 12 bis 15 Pflanzen sollte der Anlage ein Durchmesser von ca. 3 m zugedacht werden. Ein stabiles Fundament aus Schotter sorgt für Langlebigkeit. Die ausgewählten Kräuter sollten mehrjährig sein. Eine Kräuterspirale erfreut übrigens nicht nur die Gärtnerin und den Gärtner: Sie bietet zahlreichen Tieren des Gartens wie Eidechsen, Insekten und Käfern einen dauerhaften Unterschlupf.

Variationen

Petersilie: Er ist eine zweijährige Pflanze und neben Schnittlauch der Fixstern im heimischen Küchenkräutersortiment. Relativ unproblematisch kann er im Frühling, aber auch noch bis in den Sommer hinein gesät und bis in den Herbst geerntet werden.

Dill: Er ist einjährig und dank seiner ätherischen Öle nicht nur ein hervorragendes Küchenkraut, sondern auch für zahlreiche Pflanzenheilmittel die Grundlage. Tee aus getrocknetem Dill etwa fördert einen gesunden Schlaf.

Rosmarin: Sein unvergleichliches Aroma verdankt er den großzügig bemessenen ätherischen Ölen in seinen Blättern. Er wirkt anregend und belebend und findet in Küche, Pflanzenapotheke und bei der Herstellung von Naturkosmetik Verwendung.

Basilikum: Er bringt italienisches Flair in jede Küche und vor allem in jedes Gericht. Leider schätzen sein Aroma auch Schnecken sehr, weshalb er im Topf oder Hochbeet besser aufgehoben ist.

Bohnenkraut: Hier unterscheidet man zwei sehr unterschiedliche Arten: Das Sommer-Bohnenkraut ist eine einjährige Pflanze, das Winter- oder Berg-Bohnenkraut ist mehrjährig. Es stammt ursprünglich aus dem Mittelmeerraum, wächst aber auch in stattlicher Höhe von bis zu 1.500 Metern.

Fenchel: Er ist je nach Sorte zwei- bis mehrjährig und scheidet mit seinem intensiven Aroma ein wenig die Geister. Jedoch ist er eine vielseitig verwendbare Heilpflanze. Fencheltee z. B. hilft bei Beschwerden des Magen-Darm-Trakts.

Kerbel: Er ist einjährig und nicht winterhart. Kerbel wird seit ca. 400 Jahren in unseren Breiten angebaut, kann allerdings nur frisch verwendet werden. Getrocknet verlieren die Blätter jeden Geschmack.

Liebstöckel: Er ist auch unter dem Namen Maggikraut bekannt, anspruchslos und gedeiht fast immer prächtig. Liebstöckel ist mehrjährig und neigt dazu, sich den Garten zu erobern, was bei seiner Pflanzung berücksichtigt werden sollte.

Majoran: Er trägt auch den Beinamen Wurstkraut, was auf seinen Verwendungszweck in der Küche schon ganz gute Hinweise liefert. Ursprünglich stammt er aus Kleinasien, ist in unseren Küchengärten aber schon lange heimisch. Er ist einjährig und nicht winterhart.

Melisse: Sie kennen und schätzen wir vor allem als Heilpflanze zur Beruhigung und für einen guten Schlaf. Sie ist mehrjährig, sehr robust und kann sich im Garten schnell und massiv ausbreiten.

Minze: Egal ob zum Kochen, für Tee oder einen trendigen Mojito – Minze im eigenen Garten erfrischt Gaumen, Geruchssinn und Seele gleichermaßen.

Oregano: Obwohl er aus dem Süden in unsere heimischen Gärten gekommen ist, ist Oregano mehrjährig und winterhart. Er ist aus der italienischen Küche kaum wegzudenken, findet jedoch auch als Arzneimittel Verwendung.

Salbei: Der nächste Vertreter der italienischen Küchenkräuter ist gleichzeitig eine der größten und wirkungsvollsten Heilpflanzen, die die Natur uns geschenkt hat. Selbst getrocknet verströmt er noch sein einzigartiges Aroma. Wir kennen über 900 Arten von Salbei. Einige sind ein-, andere mehrjährig. Manche eignen sich ausschließlich als Zierpflanzen.

Schnittlauch: Neben Petersilie der Klassiker im heimischen Kräutergarten. Sein intensives Aroma ist nicht jedermanns Sache, doch gerade die traditionelle Hausmannskost kommt kaum ohne ihn aus.

Thymian: Ähnlich wie Salbei zählt er zu den bemerkenswert heilkräftigen und schmackhaften Kräutern aus ursprünglich südlicher Herkunft. Einige Sorten sind jedoch winterhart, so zum Beispiel der „echte“ Thymian sowie Polster- und Duft-Thymian. Diese können Temperaturen bis minus 20 Grad überstehen.

Kresse: Sie kennen die meisten von uns bereits als Experiment für Kinder aus der Schulzeit. Kresse ist bekannt dafür, sogar auf einem feuchten Küchentuch, einem Wattebausch oder Papiertaschentuch schnell und ergiebig zu wachsen. Ihr nussiger Geschmack lässt sie gerne als Zutat in Salaten, Kartoffelgerichten oder ganz klassisch auf einem Butterbrot in Erscheinung treten.

Pflanzzeit

Petersilie: Mitte März, besser ab April, direkt ins Freie.
Dill: Ab April direkt ins Freie. 15 bis 20 Grad sollten die Außentemperaturen bereits erreichen.
Rosmarin: Ab Mitte Mai in einen Topf oder ein Beet. Es gibt inzwischen auch winterharte Sorten. Im Zweifelsfall im Topf im Haus überwintern.

Basilikum: Ab April kann er direkt ins Beet ausgesät werden. Größere Erträge erzielt man in der Regel jedoch mit vorgezogenen Jungpflanzen.
Bohnenkraut: Sommer-Bohnenkraut: April bis Mai, Winter-Bohnenkraut: August
Fenchel: Er kann im Frühjahr oder Herbst direkt ins Beet gesät werden. Jungpflanzen sind winterhart.
Kerbel: Er kann ab März bis August direkt ins Beet ausgesät werden.
Liebstöckel: März und April sowie September und Oktober
Majoran: Ab Mai können sowohl Jungpflanzen als auch Saatgut direkt ins Beet ausgebracht werden.
Melisse: Ab Mitte Mai, jedenfalls nach den Eisheiligen.
Minze: Ab April kann sie ins Freie. Die meisten Minze-Sorten sind winterhart.
Oregano: Er kann bereits ab Mitte Februar auf der Fensterbank vorgezogen werden. Nach 4 Wochen können die Jungpflanzen ins Freie übersiedeln.
Salbei: Er kann ab April in ein Gewächshaus oder Frühbeet, ab Mai direkt ins Freie gesät werden. Je nach Art kann er bis in den Herbst hinein gepflanzt werden.
Schnittlauch, Thymian: Ab April kann das Saatgut direkt ins Beet ausgebracht werden.
Kresse: Sie kann ganzjährig im Topf gedeihen, eine Aussaat ins Freie empfiehlt sich zwischen Mai und September.

Lichtverhältnisse

Petersilie, Liebstöckel, Melisse, Minze und Schnittlauch: sonnig bis halbschattig.

Dill, Basilikum, Rosmarin, Majoran und Oregano: vollsonnig.

Bohnenkraut, Fenchel, Salbei, Thymian und Kresse: sonnig.

Kerbel: halbschattig.

Fruchtfolge

Je nach Pflanze ist zu beachten, wer Stark,- Mittel- oder Schwachzehrer ist. Liebstöckel beispielsweise zählt zu den Starkzehrern und benötigt mehrere Jahre, bis er ausgewachsen ist. Vor ihm und nach ihm sollten Schwach- bzw. Mittelzehrer gepflanzt werden.

Nachbarschaftskonflikte

Dill fühlt sich in unmittelbarer Nähe zur Gurke sehr wohl. Eine Kombination, die sich später auch im Einweckglas und auf dem Teller hervorragend kombinieren lässt.

Bohnenkraut hält die schwarze Bohnenlaus von Busch- und Stangenbohnen fern. Bei Unverträglichkeiten von Hülsenfrüchten ist es mit gekochtem Bohnenkraut möglich, Verdauungsbeschwerden vorzubeugen. Aber auch geschmacklich schafft man mit dieser Kombination ein Winning Team. Mit Oregano und Salbei kommt Bohnenkraut gleichfalls gut zurande. Kerbel profitiert von Lauch in der Nachbarschaft, da

dieser aktiv gegen Schädlinge wie Blattläuse und die Möhrenfliege, aber auch Mehltau anzukämpfen weiß.
Minze duldet keine Kamille in ihrer Nähe. Beide Pflanzen würden das Wachstum verweigern. Besonders gut geht es allen Beteiligten, wenn sich Dill, Kerbel, Majoran und Petersilie zusammentun. Salbei, Schnittlauch, Thymian und Melisse bilden ebenfalls ein erfolgversprechendes Quartett im Kräuterbeet.

Bodenbeschaffenheit

Petersilie: tiefgründiger, luftiger und humoser Boden.
Dill und Basilikum: Sehr nährstoffreicher Boden, der gerne üppig mit Humus aufwarten darf.
Rosmarin, Oregano, Thymian: Ihre Herkunft aus den kargen, südlichen Ländern machen sie zu genügsamen Konsumenten. Sie bevorzugen humusarmes, mineralisches Erdreich. Gartenerde kann mit Sand oder Tongranulat auf ihre Bedürfnisse hin abgestimmt werden
Bohnenkraut, Fenchel: sandig bis lehmig.
Kerbel, Kresse: lockeres, feuchtes Erdreich.
Liebstöckel: nährstoffreiches und kalkhaltiges Substrat mit hohem pH-Wert; im Topf darf er keine Staunässe spüren, eine Drainage aus Sand oder Kies wäre hilfreich.
Majoran, Melisse: locker und humusreich.
Minze: sandig, kalkhaltig, gut durchfeuchtet und humusreich.
Salbei: durchlässiger, stickstoffarmer Boden.

Schnittlauch: kalkhaltiger, nährstoff- und humusreicher Boden.

Bewässerung

Petersilie, Dill, Basilikum, Fenchel, Kerbel: Regelmäßig und reichlich.

Rosmarin, Liebstöckel, Melisse, Minze, Kresse: Regelmäßig aber sparsam.

Bohnenkraut, Majoran, Oregano, Salbei, Schnittlauch, Thymian: Sparsam bewässern.

Nussbäume

Nüsse aus dem eigenen Garten

Eine Sonderstellung im Selbstversorger-Garten kommt den Nüssen zu. Früher waren sie essenzieller Bestandteil der Vorratshaltung und wurden beim Kochen und Backen vielfältig verwendet, aber auch zu Likör angesetzt. Nüsse sind heute jederzeit und aus aller Herren Länder zu kaufen. Von exotischen Sorten bis hin zu den bei uns heimischen Arten. Wenn jedoch ein Platz im Garten zur Verfügung steht, kann ein Nussbaum oder Strauch die Ernte im Herbst zu einem gelungenen Abschluss bringen. In unserem Klima sind Walnüsse und Haselnüsse heimisch. Den Mandeln ist es eindeutig zu kühl bei uns. Sie können jedoch als Topf- oder Kübelpflanze im Haus überwintert werden.

Walnussbaum

Walnussbäume sind optisch sehr ansprechende Mitbewohner im eigenen Garten. Allerdings sind sie nicht gänzlich unkompliziert. Ihr hoher Wuchs neigt dazu, sich nach oben hin ganz ordentlich auszubreiten. Er wirft daher einen ziemlich mächtigen Schatten auf seine Umgebung. Darüber hinaus wächst in seiner unmittelbaren Nachbarschaft nicht viel. Dies liegt nicht nur am Schatten, sondern vor allem am Farbstoff des Walnussbaumes, der in seinen Blättern und seiner Fruchthülle vermehrt vorkommt: dem Juglon. Darüber hinaus sind Walnussbäume an sich nicht selbstbefruchtend und benötigen – wenn es sich nicht um eine entsprechende Züchtung handelt – einen zweiten Baum in ihrer Nähe. Einige Sorten sind sowohl selbst bestäubend als auch auf hohe Erträge gezüchtet worden. Auch rote Walnüsse können inzwischen im heimischen Garten gepflanzt und geerntet werden. Reif sind Walnüsse ab Mitte September bis Ende Oktober. Sie fallen dann vom Baum und ihre Schale platzt auf. Trocken und luftig gelagert sind sie viele Monate haltbar.

Ein Problem allerdings stellt die Entsorgung ihres Laubes im Herbst dar. Das Juglon sorgt neben seiner keim- und wachstumshemmenden Wirkung auf andere Pflanzen auch dafür, dass das Laub am Kompost zum einen sehr langsam verrottet, zum anderen entsteht Kompost, der zwar nicht giftig ist, aber als natürlicher Dünger auch nicht jene Premium-Qualität liefern kann, für die er im Garten eigentlich berühmt ist. Außerdem macht Walnusslaub den Kompost sauer, was ihn von vornherein nicht für alle Pflanzen empfehlenswert macht. Wer ausreichend Platz zur Verfügung hat, leistet sich einen eigenen Kompostplatz für das Walnusslaub. Wenn es vorab mit dem Rasenmäher geschreddert wurde, dauert der Verrottungsprozess auch nicht ganz so lange. Darüber hinaus gibt es einige Pflanzenarten, die von diesem Dünger begeistert wären. Zu ihnen zählen hauptsächlich Ziersträucher aus der Familie der Moorbeetpflanzen wie Hortensien oder Azaleen. An Nutzpflanzen erfreuen sich Heidelbeere, Preiselbeere und Quitte über eine Kompostgabe aus dem Laub des Walnussbaumes.

Pflanzzeit

Grundsätzlich kann ein Walnussbaum vom Frühjahr bis in den Herbst hinein gepflanzt werden. Junge Bäume sind aber noch frostempfindlich. Nach den Eismännern und vor dem ersten Winterfrost sollten sie zeitgerecht ins Freie gesetzt werden.

Lichtverhältnisse

Der Walnussbaum mag es gerne hell und sehr sonnig.

Fruchtfolge

Ein Walnussbaum zieht sehr viele Nährstoffe aus dem Boden. Nach ihm können dort nur mehr schwachzehrende Gemüsesorten oder genügsame Beerensträucher gepflanzt werden.

Nachbarschaftskonflikte

Der Farbstoff Juglon in Wurzeln, Fruchthülle und Laub verhindert erwiesenermaßen bei mehr als 200 Pflanzenarten das Wachstum in unmittelbarer Nähe eines Walnussbaumes. Dazu zählen vor allem Nachtschattengewächse wie Auberginen, Kartoffeln, Paprika und Tomaten. Ihre Blätter werden zuerst gelb, in weiterer Folge verkümmert die ganze Pflanze.

Aber nicht nur im Garten, auch im Wald steht der Walnussbaum nicht umsonst isoliert. Er verhindert dort bereits das Keimen der Samen von Birken, Kiefern und Linden. Einige Vertreter bieten dem Walnussbaum jedoch die Stirn. Der Zuckermais beispielsweise wächst in unmittelbarer Nähe der Walnussbäume sogar besser. Auch Zwiebelgewächsen kann das Juglon nur wenig anhaben. Sämtliche Laucharten gedeihen daher zufriedenstellend in seiner Nähe. Als Nachbarn geduldet werden robuste Beerensträucher wie Brombeeren oder Johannisbeeren.

Bodenbeschaffenheit

Grundsätzlich zählt der Walnussbaum zu den genügsameren Gewächsen. Am wohlsten fühlt er sich auf gut durchfeuchteten, leicht sandigen und tiefgründigen Böden.

Bewässerung

Vertrocknen sollte der Walnussbaum keinesfalls. Er braucht regelmäßig Wasser, vor allem als junger Baum.

Haselnussbaum oder Haselnussstrauch

Auch die Haselnuss oder gemeine Hasel gibt es inzwischen in variantenreichen Züchtungen als Baum oder Strauch. Sie gilt als anspruchslos und wächst schnell und unkompliziert. Wer einen zuverlässigen Sichtschutz im Garten schätzt, ist mit ihr bestens beraten. Einmal gut angewachsen, benötigt sie auch keinen professionellen Rückschnitt. Eine ausgewachsene Hasel allerdings zu entfernen gestaltet sich ähnlich wie beim Holunder als schwieriges Unterfangen. Darüber hinaus neigt auch sie dazu, sich ausreichend Territorium im Garten zu erobern. In Höhe und Breite sind sechs Meter Umfang keine Seltenheit. Dafür erfreut sie uns zuverlässig mit schmackhaften Nüssen, deren Ernte durchaus reichlich ausfallen kann. Ab Ende September ist die Haselnuss voll ausgereift und kann geerntet werden.

Pflanzzeit

Anfang bis Mitte Oktober.

Lichtverhältnisse

Die Hasel wächst an einem windgeschützten, halbschattigen Standort ebenso wie an einem vollsonnigen Platz gleichermaßen gut. Wenn möglich, setzt man sie an eine Hauswand, Gartenmauer oder in den Schutz einer hohen Hecke.

Fruchtfolge

Ein Haselstrauch kann – wenn der Boden durch Humus entsprechend aufgebessert wurde – auf so ziemlich jede andere Pflanze folgen. Auch nach ihr sollte es keine Probleme geben, außer dass sie garantiert einen Weg finden wird, sich der vollständigen Ausrottung zu widersetzen.

Nachbarschaftskonflikte

Im Gegensatz zur Walnuss schadet die Haselnuss keinen anderen Pflanzen. Positive Synergien für alle Beteiligten ergeben sich jedoch aus unmittelbarer Nachbarschaft zu Holunder und Johannisbeere.

Bodenbeschaffenheit

Tiefgründig, kalkarm, humusreich und locker sollte der ideale Boden für die Haselnuss beschaffen sein. Lediglich lehmige und sehr nasse Böden schätzt die anspruchslose Pflanze weniger.

Bewässerung

Die Haselnuss benötigt nur während der Wachstumsphase an heißen Tagen Wasser. Sobald der Baum oder Strauch ausgewachsen ist, kann auf zusätzliche Bewässerung getrost verzichtet werden.

Eigenes Saatgut abnehmen

Es gibt für Hobbygärtnerinnen und Hobbygärtner kaum ein größeres Erfolgserlebnis, als aus den eigenen Früchten im Garten Samen abzunehmen und diese im nächsten Frühjahr erfolgreich zu starken und vielversprechenden Jungpflanzen heranwachsen zu sehen. Die eine oder andere Überraschung kann dabei allerdings auftauchen. Entscheidend für gute und langjährige Ernten aus den eigenen Samen ist die Sortenwahl der Primärfrucht, mit der quasi alles beginnt. Wer bereits beim Säen an die Vermehrung denkt, entscheidet sich am besten für samenfeste Sorten. Die Pflanzen aus diesen sind ihnen genetisch sehr ähnlich und werden zufriedenstellende Ergebnisse liefern. Bei F1-Hybrid-Sorten kann es hingegen vorkommen, dass die Folgepflanzen ein wenig oder gänzlich andere Früchte produzieren, manche auch gar keine mehr. Wer Lust auf Experimente hat und keine Notwendigkeit in einer zuverlässigen und satten Ernte sieht, kann sich hier gerne versuchen.

Saatgut abnehmen am Beispiel Gurke

Unterschieden wird in diesem Fall zwischen Genussreife und Samenreife der Frucht. Die Schale geht dann mehr ins Gelbe oder Bräunliche und verhärtet sich. Die Gurke wird geerntet und sollte bei Raumtemperatur noch zwei bis drei Wochen nachreifen, was die Keimfähigkeit der Samen erhöht. Nach dieser Zeit wird die Gurke halbiert und die Samen mit einem Löffel vorsichtig herausgeschabt. Diese gallertartige Masse kommt in eine Schale mit Wasser. Nach zwei bis drei Tagen bei Raumtemperatur setzt die Gärung ein, die die Samen aus dem Gel freigibt. Die Samen werden anschließend in einer Schale mit Wasser gewaschen. Jene Kerne, die an die Wasseroberfläche treiben, können gleich aussortiert werden. Sie sind „taub", besitzen also keinerlei Keimfähigkeit. Der Rest wird in einem Sieb abgetropft und auf einer sauberen Fläche zum Trockenen ausgelegt. Gut getrocknet wandern sie in Papiertüten (ausrangierte Kuverts gehen auch) und dürfen bis zum Frühjahr auf ihren Einsatz warten. Die Beschriftung mit Sortennamen und dem Erntejahr ist empfehlenswert, sonst kann man schon mal den Überblick verlieren.

Bei Melonen, Zucchini und Kürbissen wird ähnlich verfahren. Das Gewinnen der Samen ist allerdings weniger mühsam als bei der Gurke, da nur das Fruchtfleisch und die Fäden entfernt werden müssen, um an die wertvollen Samen zu gelangen.

Achtung, giftig: Giftstoffe bei der Nachzucht von Gurken, Kürbissen und Zucchini

Bei im Handel erhältlichen Gemüsesamen wurden Bitterstoffe, die für den Menschen gefährlich werden können, erfolgreich herausgezüchtet. Zu nennen ist hier vor allem das hochgiftige Cucurbitacin. Dieses kann für den Menschen sogar tödlich sein. Wenn nach dem Verzehr von (bitter schmeckenden) Kürbissen oder Zucchini Beschwerden auftreten wie Übelkeit, Bauchkrämpfe, Durchfall oder Erbrechen, ist vermutlich eine Überdosis Cucurbitacin daran schuld. Bei eigener Nachzucht der Samen können diese Giftstoffe wieder in den Früchten vorhanden sein. Aber auch wenn Zucchini und Kürbisse in unmittelbarer Nähe von Zierkürbissen gepflanzt wurden, kann es zu sogenannten „wilden" Kreuzungen kommen. Auch diese sind für den Verzehr nicht geeignet, da sich hier ebenfalls Cucurbitacin in höherer Dosis bilden kann. In seltenen Fällen können auch spontane Rückmutationen und ein starker Schädlingsbefall zu einem erhöhten Bitterstoffgehalt in den betroffenen Gemüsesorten führen.

Die richtige Pflege während des Wachstums

Unkraut jäten

Wenn im Gemüsebeet alles zufriedenstellend wächst und gedeiht, fängt die eigentliche Arbeit des Gärtners erst an. Wo Nutzpflanzen wachsen, wächst auch Unkraut. Leider hat dieses die unangenehme Eigenschaft, sich schnell auszubreiten und in den Vordergrund zu drängen, was viele Nutzpflanzen nicht gut aushalten können. Ihnen fehlen dadurch Licht und Luft. Regelmäßig jäten ist daher Pflichtprogramm. Im Zuge dieser Arbeit kann der Boden auch gleich geharkt werden. Die so entstehende inhomogene Oberfläche lässt die Feuchtigkeit im Erdreich langsamer verdunsten, der Boden trocknet nicht ganz so schnell aus.

Düngen

Düngen ist ein schwieriges, um nicht zu sagen: heiß diskutiertes Thema unter Gärtner. Diametral gegenüber stehen sich zum einen das Interesse, möglichst reiche Ernteerträge verbuchen zu können, um die angestrebte Selbstversorgung auch zu verwirklichen. Zum anderen soll der eigene Garten unbedingt so biologisch und ursprünglich wie möglich gehalten werden. Nicht nur, dass wir seine Früchte gerne auch roh verzehren wollen, Kinder und Haustiere sollen sich dort auch ungehindert aufhalten und wohlfühlen können, ohne dass man Angst vor Vergiftungen oder Verätzungen haben muss. Diesem Umstand sollte man übrigens auch bei der Auswahl der Zierpflanzen Rechnung tragen. Gerade einige der schönsten unter ihnen sind hochgiftig. Neben der Gabe von Kompost sind folgende biologische Dünger eine sichere Bank für Pflanze, Mensch und Tier:

Brennnesseljauche

Sie trägt das Wort „Jauche" nicht umsonst in ihrem Namen. Fertig zubereitet ist sie eine geruchstechnische Zumutung sondergleichen, aber dafür rein biologisch und sehr effektiv. Dafür sorgen Kieselsäure, Kalium und Stickstoff, die in ihr enthalten sind. Die Jauche besteht aus frischen Brennnesseln und idealerweise Regenwasser, notfalls geht Leitungswasser aber auch. Die Hardliner unter den Bio-Gärtnern pflanzen die dafür verwendeten Brennnesseln sogar auch im eigenen Garten an. Der Komposthaufen eignet sich dafür z. B. hervorragend. Damit ist nicht nur den Gemüsepflanzen gedient, auch viele Insekten profitieren von ihrem Anbau. 1 Kilo frische Brennnesseln kommen in 10 Liter Wasser und werden gut verrührt. Luftdicht verschlossen, soll das Gemisch nun 14

Tage seine Kräfte entfalten dürfen. Wer den unangenehmen Geruch ein wenig abmildern möchte, gibt Gesteinsmehl dazu. Die Jauche sollte täglich umgerührt werden. Erst wenn dabei keine Blasen mehr gebildet werden, ist sie einsatzbereit. Sie wird nun durch ein Sieb abgegossen. Die festen Bestandteile können als Mulch verwendet werden. Die flüssigen werden im Verhältnis 1:10 dem Gießwasser beigemischt. Zur Schädlingsbekämpfung kann die betroffene Pflanze damit auch besprüht werden, allerdings nur, wenn ihre Blätter nicht zum Verzehr gedacht sind.

Urgesteinsmehl

Dieses ist im gut sortierten Fachhandel in verschiedenen Packungsgrößen und Varianten erhältlich. Wie sein Name bereits verrät, wird es aus fein vermahlenen Mineralien gewonnen, hauptsächlich kommen Lava und Basaltgestein dafür infrage. Es unterstützt die Pflanze ganz natürlich in ihrem Wachstum, indem es seine Mineralien und Spurenelemente – allen voran die wichtige Kieselsäure – abgibt. Sie macht sie zudem widerstandsfähiger gegen Schädlinge.

Hornmehl/Hornspäne

Aus dem Horn und den Hufen von Rindern wird das wertvolle und stickstoffreiche Hornmehl hergestellt. Geruchsempfindliche Nasen sollten sich Alternativen überlegen – es riecht sehr intensiv. Aufgrund seiner natürlichen Herkunft gilt es zwar als biologischer Dünger, dennoch sollte man dabei im Blick haben, dass auch hier große Mengen des Schlachtviehs aus dem Ausland importiert werden. Welches Futter diese Tiere unter welchen Haltungsbedingungen erhielten, kann daher nicht nachvollzogen werden. Ähnlich unserem menschlichen Haar und unseren Fingernägeln spiegelt sich jedoch die Ernährung auch bei Rindern in Horn und Hufen wider. Hornmehl ist dafür recht günstig und in drei verschiedenen Körnungen erhältlich: Hornspäne, Horngrieß und Hornmehl. Gemüse mit Hornmehl zu düngen ist nur bedingt effektiv. Gut eine Woche benötigt der Dünger, um seine Wirkung zu entfalten. Tomaten, Paprika, Gurken und Kürbisse profitieren sehr wohl von dem stetig abgegebenen Stickstoff des Horndüngers. Schnell wachsende Gemüsesorten wie Salat oder Radieschen hingegen „erleben" die Wirkung des Düngers kaum.

Schafwollpellets

Die feuchtigkeitsspeichernde Eigenschaft der Schafwolle macht sich dieser ökologische Langzeitdünger zunutze. Schafwolle wird ohne chemische Zusätze zu Pellets gepresst, die beim Setzen der Pflanze um die Wurzeln herum verteilt werden. Je nach Größe der Pflanze und Bedarf variiert die Menge. Wer auf Qualität achtet, kauft Pellets aus 100 Prozent Schafschurwolle. Das Herkunftsland muss auf der Verpackung angegeben sein.

Fertige Düngermischungen auf biologischer Basis

Der Fachhandel hat den Trend der Zeit zum biologischen Düngen Gott sei Dank erkannt. Zahlreiche Fertigmischungen können bedenkenlos und verhältnismäßig einfach im heimischen Garten verwendet werden. Prädikate wie „kinder- und haustierfreundlich" sind schon mal ein guter Hinweis. Im Zweifelsfall aufmerksam die Inhaltsstoffe studieren. Die Basics für diese Dünger sind unter anderem Sojabohnen, Traubenkerne und Kakaoschalen. Manche Mischungen führen Kieserit als Inhaltsstoff auf. Dabei handelt es sich um einen Magnesium-Schwefeldünger, was erst mal nicht biologisch klingt. Er ist in EU-Ländern allerdings zum Einsatz im ökologischen Landbau zugelassen.

Häufige Fehler beim Düngen

Zu viel ist hier genauso schlecht wie zu wenig. Grundsätzlich düngt man die Pflanze ca. zwei Wochen nachdem sie gesetzt wurde. Zu beachten gilt es die individuellen Bedürfnisse sowie die Beschaffenheit des Bodens. Manche Pflanzen würden bestenfalls keinen Nutzen davon haben, im schlechtesten Fall könnten sie sogar an einer regelrechten Nährstoffüberdosis erkranken. Pflanzen im Topf, die den Winter über im Haus oder an einem anderen geschützten Platz verbringen dürfen, sollten ebenfalls nicht durch Düngen im Herbst aus der Ruhe gebracht werden – im wortwörtlichen Sinn.

Gegen Schädlinge ankämpfen

Einen schönen und gut gedeihenden Garten finden leider nicht nur wir Menschen ansprechend. Von seinen Früchten naschen möchten auch so manche tierischen Mitbewohner, die dabei leider keine Rücksicht auf Verluste kennen.

Schnecken

Sie sind die absoluten Todfeinde der Gemüsegärtner. Jene Schnecken mit Behausung sind vergleichsweise weniger gefräßig als die braunen Nacktschnecken, die enorme Schäden anrichten können. Und das in einem Tempo, das ihr gemütlicher Kriechmodus gar nicht vermuten ließe. Zahlreiche Tipps und Tricks gegen Schnecken kursieren in Fachliteratur und Internet. Die nackte Wahrheit lautet leider: Wer nicht zur Chemie greifen will, muss handgreiflich werden. In den frühen Morgenstunden die unliebsamen Fressfeinde händisch einzusammeln und zu entsorgen, ist der einzige effektive Weg, um vom eigenen Gemüse etwas abzubekommen. Sie zu töten ist dabei gar nicht nötig. Sie weit genug vom Garten entfernt „auszuwildern" reicht völlig.

Engerlinge

Die Larven der Maikäfer sind nicht minder gefräßig wie die gemeine Nacktschnecke. Sie laben sich an den Wurzeln junger Pflanzen, die dann in der Folge kraftlos und welk im Beet liegen. Auch hier hilft nur, sie bei Sichtkontakt (z. B. wenn im Frühjahr oder Herbst der Garten umgegraben oder geharkt wird) sofort aus dem Beet zu entfernen. Tot oder lebendig bleibt jeder/jedem selbst überlassen. Als wirkungsvoll im Kampf gegen sie hat sich das Pflanzen von Rittersporn, Geranien und Knoblauch nahe dem Gemüsebeet erwiesen. Wer einen igelfreundlichen Garten hat, darf sich ebenfalls auf tatkräftige Unterstützung gegen Engerlinge verlassen. Aber auch Vögel, Spitzmäuse und Maulwürfe helfen hier gerne mit. Letztere sind aufgrund ihrer Bautätigkeit jedoch leider auch mitunter problematische Gäste im Garten.

Blattläuse

Damit das Gärtnern nicht langweilig wird, wartet die Natur mit insgesamt über 800 verschiedenen Blattlausarten auf. Es gibt schwarze, rote, gelbe, grüne, braune und weiße Blattläuse, und manche von ihnen können sogar fliegen. Unwiderstehlich finden Blattläuse grüne Pflanzen. Diese sind daher besonders häufig betroffen. Präventiv kann man sie schützen, indem man sie mit Kräutern kombiniert pflanzt, gegen welche die Laus eine regelrechte Aversion hat. Dazu zählen: Salbei, Lavendel, Bohnenkraut, Thymian und Rosmarin. Ebenfalls vorbeugend eingesetzt werden kann Schachtelhalm-Extrakt. Die in ihm enthaltene Kieselsäure wirkt – wie bereits erwähnt – stärkend auf die Pflanzen. Werden diese einmal pro Woche damit besprüht, vergeht den Blattläusen schnell die Lust daran. Tierische Helfer im Kampf gegen die gefräßige Laus sind Marienkäfer, Ohrwürmer und Schlupfwespen. Ist eine Pflanze bereits befallen, gibt es aber auch eine Vielzahl probater Hausmittel, die ganz ohne Chemie gute Ergebnisse erzielen können. Dazu zählen Knoblauch, Oregano, eine Mischung aus Milch und Wasser sowie eine Lauge aus Seifenwasser.

Nach der Ernte ist vor der Ernte

Ist die hoffentlich reiche Ernte im Herbst eingebracht und erfolgreich verspeist oder konserviert worden, gilt es, den Garten winterfest zu machen. Wer ab Mitte Oktober damit beginnt, kann die anfallenden Arbeiten in aller Ruhe und Beschaulichkeit wie einen meditativen Abschied vom Gartenjahr nutzen. Abgestorbene Blätter, Zweige und Triebe gehören entfernt. Sie ziehen unnötig Nährstoffe ab, die die Pflanze im Herbst lieber in die Wurzeln investieren sollte. Gemüse, das nicht konsumiert oder gelagert wird, sollte ebenfalls aus dem Boden entfernt und kompostiert werden. Fäulnis im Gemüsebeet möchte niemand gerne haben. Der Boden sollte ein wenig aufgelockert und mit Kompost angereichert werden. Eine Schicht Laub oder Mulch darf es zusätzlich gerne sein. Wenn auf Obstbäumen noch Früchte hängen, sollten diese „Fruchtmumien" nach Möglichkeit auch entfernt werden. Sie ziehen Schädlinge an. Das Fallobst kann kompostiert werden. Über den einen oder anderen liegen gebliebenen Apfel freut sich aber der Igel sehr. Besondere Aufmerksamkeit sollte den Wasserquellen im Garten gewidmet werden. Leitungen nach außen sollten in kalten Gegenden abgedreht und gut isoliert werden. Regenfässer müssen entleert und untergestellt werden, der Frost zerreißt sie sonst. Besonders wichtig: Regenrinnen, die diese Tonnen oder Fässer speisen, sollten unbedingt so umgeleitet werden, dass sie im Winter nicht die Gehwege rund ums Haus vereisen. Nicht winterharte Pflanzen sollten ins Winterquartier überstellt oder mit Vlies bedeckt geschützt an der Hausmauer geparkt werden.

Wildblumen für Insekten

Eine besondere Rolle im Selbstversorger-Garten kommt den Insekten zu. Sie sichern das rege Bestäuben der Blüten und garantieren so die Ernte fürs nächste Jahr. Laut Greenpeace ist etwa jeder dritte Bissen, den wir verspeisen, von der Bestäubung durch Insekten abhängig. Circa 88 Prozent der Nutzpflanzen weltweit sind von der Bestäubung durch Bienen abhängig. Das mit der Klimaerwärmung einhergehende Bienensterben ist daher ein absolut ernst zu nehmendes Problem. Im eigenen Garten kann man jedoch so einiges dafür tun, dass diese Entwicklung ein wenig eingedämmt wird. Neben dem Verzicht auf chemischen Dünger und Pestizide ist es vor allem die Schaffung von Lebensräumen für Insekten. Ein Platz für eine bunte Wildblumenwiese findet sich garantiert in jedem Garten. Falls nicht, kann auf besonders bienen- und insektenfreundliche Balkon- und Topfpflanzen gesetzt werden wie z. B. das Wandelröschen, die Glockenblume, Verbenen oder Löwenmäulchen. Lavendel im Topf oder als Strauch erfreut die Bienen ebenfalls. Bei den Obst- und Gemüsepflanzen punkten Zucchini, Kürbis, Kohl,

Möhren und Zwiebeln sowie alle heimischen Obstbäume und Beerensträucher, die Bienenvölkern reichlich Nektar bieten.

Permakultur

Die Permakultur verdankt ihre Bezeichnung einem Kunstbegriff aus „permanent agriculture“ und meint damit einen artenreichen, dauerhaften Garten, der widerstandsfähig gegen Schädlinge und Krankheiten ist, aber auch den Klimaveränderungen bis zu einem gewissen Grad trotzen kann. Je arten- und sortenreicher die Mischkultur betrieben wird, desto besser stehen die Chancen. Die Fähigkeit von Pflanzen und Tieren, einander zu bereichern und so den bestmöglichen Ertrag zu erzielen, möchte die Permakultur sich zunutze machen. Sie erlaubt daher weder Kunstdünger noch andere chemische Produkte. Der „Erfinder“ der Permakultur, der Australier Bill Morrison, wurde für seine Überlegungen zurecht mit dem Alternativen Nobelpreis ausgezeichnet. Wichtige praktische Bestandteile eines Gartens im Sinne der Permakultur sind z. B.: Die richtige Fruchtfolge, eine optimale Mischkultur, mulchen statt bloßer Erde, die Integration von intelligenten Anlagen wie Hochbeeten, Kräuterspiralen oder Kartoffeltürmen, natürliche Schädlingsbekämpfung und der Einsatz rein biologischer Dünger.

Regrowing

Dieser verhältnismäßig moderne Begriff umschreibt nichts anderes als das Nachwachsenlassen von Gemüse aus Gemüseresten. Man könnte streng genommen auch Recycling dazu sagen. Aber auch das bereits lange bekannte Ziehen von Junggemüse aus Stecklingen, Samen oder Kernen ist damit gemeint. Anstatt den Strunk eines Salatkopfes etwa zu kompostieren, wird er für mehrere Tage in ein Glas mit Wasser gestellt. Es sollte regelmäßig gewechselt werden, damit der Strunk nicht zu faulen beginnt. Nach wenigen Tagen bereits wird man frisches Grün sprießen sehen. Dann kann der Strunk in einen Topf mit Anzuchterde gesetzt werden. Ähnlich gut funktioniert diese Methode auch mit Lauch und Stangensellerie. Wer es gerne etwas exotischer mag, kann es mit einer Ananas probieren. Dies gilt als die Königsdisziplin erfolgreichen Regrowings. Neben Können ist hier nämlich auch Glück und vor allem Geduld gefragt: Nach frühestens drei Jahren nämlich stellt sich hier erst ein Erfolgserlebnis ein.

Arten der Konservierung: Nahrungsmittel haltbar machen
Eine der größten Herausforderungen mit einem Selbstversorger-Garten ist das Konservieren der reichen Ernte. Die meisten Obst- und Gemüsesorten werden schlagartig in größeren Mengen reif und sind an Baum oder Strauch kaum lange haltbar. Zum Glück gibt es zahlreiche Methoden der

Haltbarmachung, denen allerdings eines gemeinsam ist: Handarbeit und Zeit sind gefragt. Sauberes Arbeiten mit sterilen Utensilien ist oberstes Gebot.

Die Ernte natürlich haltbar machen

Einkochen

Das Einkochen ist eine traditionelle, einfache und daher immer noch sehr beliebte Form der Konservierung von Lebensmitteln. Eine Zeit lang wurde es vom Tiefkühlen, also dem Einfrieren, erfolgreich verdrängt, da dieses natürlich schneller und ohne die heimische Küche in ein Chaos zu stürzen, vonstattenging. Das Einkochen hat jedoch demgegenüber den entscheidenden Vorteil, dass die Speisen sofort aus dem Glas auf den Tisch kommen können, ohne lange aufgetaut werden zu müssen. Aber Einkochen bedient auch die emotionale Seite in uns: Es gibt wenige Augenblicke im Selbstversorger-Alltag, die uns ein derartiges Gefühl von Zufriedenheit und Stolz bescheren, wie eine ganze Vorratskammer voll mit Gläsern voller selbst produzierter Vorräte. Darüber hinaus ist Einkochen sehr vielseitig: Eingekocht werden können Obst, Gemüse und sogar Fleisch.

Beim Einkochen macht man sich die konservierende Wirkung der Hitze zunutze, die beim Kochen entsteht. Sie tötet bereits ab 75 Grad Fäulnisbakterien zuverlässig ab. Das Kochgut wird noch kalt in die sterilen Gläser gefüllt und im Wasserbad zum Kochen gebracht. In den Gläsern entsteht so ein Überdruck, beim Erkalten entweicht Luft, was einen Unterdruck erzeugt. In diesem Moment saugen Deckel und Glas sich fest, und der Inhalt ist sicher und luftdicht verschlossen.

Im Prinzip kann in einem großen Topf eingekocht werden oder im Backofen. Elektrische Einkoch-Automaten haben den Vorteil, dass man die Temperatur sehr exakt regeln kann. Allerdings beanspruchen sie natürlich zusätzlichen Platz in der Küche.

Kirschkompott

Zutaten:

2 Kilogramm Kirschen entkernt, entstielt und gewaschen, 500 Gramm Zucker, 1 Liter Wasser

Zubereitung:

Die Kirschen auf die vorbereiteten, sterilen Gläser verteilen. Die Zucker-Wasser-Mischung über dem Obst verteilen und die Gläser verschließen. Das Backrohr auf 180 Grad Umluft vorheizen. Die Gläser werden auf ein tiefes Backblech oder in eine Auflaufform mit hohem Rand gestellt, welche circa zwei Zentimeter hoch mit Wasser befüllt wird. Die Gläser bleiben für eine Stunde im Rohr, bis sich kleine Blasen bilden. Das Backrohr ausschalten und das Kompott noch im warmen Ofen auskühlen lassen.

Marmeladen und Konfitüren

Sie sind die klassischen Kandidaten aus dem Selbstversorgergarten, die am Höhepunkt ihrer Reifezeit im Vorratsglas zu landen. Als Marmelade werden eingekochte Zitrusfrüchte wie Orangen und Zitronen bezeichnet, alle anderen Früchte im Glas tragen die Bezeichnung Konfitüre. Selbst gemacht erfreuen sie das ganze Jahr hindurch nicht nur als Brotaufstrich, auch zum Kochen und Backen macht es besondere Freude, wenn auf Erzeugnisse aus eigener Herstellung zurückgegriffen werden kann. Der eigenen Fantasie und Experimentierfreudigkeit sind beim Einkochen und Einmachen von Konfitüren kaum Grenzen gesetzt. Neben sortenreinen Klassikern wie Erdbeere und Aprikose können auch sehr spannende Mischvarianten entstehen.

Ein paar Punkte gilt es jedoch in jedem Fall zu beachten:

1. Zum Einkochen sollten nur Früchte bester Qualität und in perfektem Reifezustand gewählt werden. Das Einkochen ist keine Resteverwertung!
2. Die Gläser dürfen keine Sprünge oder Risse haben und sollten im Idealfall steril, zumindest sehr sauber, aber jedenfalls unbedingt fettfrei sein. Die kleinste Verunreinigung im Glas kann den Inhalt zum Gären bringen und verderben.

3. Jedes Glas darf nur bis ca. zwei cm unter den Rand befüllt werden. Dieser muss vor dem Verschließen sauber und feucht sein, damit die Luft komplett entweichen kann.
4. Die Gläser dürfen sich während des Einkochens nicht berühren, da sie sonst platzen könnten.
5. Die Temperaturen müssen genau eingehalten werden. Nach dem Einkochen müssen die Gläser sofort aus dem Wasserbad entfernt werden. Mit einem Tuch bedeckt, sollten sie eine Zeit lang ruhen, sprich: nicht bewegt werden. Gelagert werden sie idealerweise an einem kühlen, dunklen und luftigen Ort.

Erdbeer-Rhabarber Konfitüre

Zutaten:

500 Gramm Erdbeeren, 500 Gramm Rhabarber, Saft einer Zitrone, 1 Kilogramm Gelierzucker

Zubereitung:

Erdbeeren entstielen und halbieren, den Rhabarber waschen und in kleine Stücke schneiden. Obst und Gelierzucker verrühren und unter ständigem Rühren aufkochen lassen. Die Mischung sollte circa acht Minuten lang sprudelnd köcheln. Den Schaum mit einer Kelle abschöpfen und das eingemachte Obst mit dem Zitronensaft abschmecken. Sofort in sterile Gläser füllen und verschließen.

Die Bezeichnung Marmelade ist – wie bereits erwähnt – laut EU-Verordnung nur mehr für Zitrusfrüchte zu verwenden. Eine Sonderform bilden hier die „Chutneys", da sie früher umgangssprachlich gerne als Kürbismarmelade bezeichnet wurden. Diese gibt es übrigens auch in süßer Form und schmeckt ganz hervorragend. Chutneys hingegen sind nicht nur etwas Besonderes jenseits der bekannten Klassiker im Vorratsschrank. Für ihre Herstellung kann auch Fallobst und Gemüse mit Mängeln verwertet werden. Wurden die schadhaften Stellen großzügig entfernt, können die Früchte zweiter Klasse in Form eines Chutneys zu einer hervorragenden, modernen Version des Resteverwertens befördert werden.

Kürbis-Apfel-Chutney

Zutaten:

2 Kilogramm Kürbis (falls es nicht Hokkaido ist: geschält), 50 Gramm Salz, 1 Kilogramm Äpfel geschält und entkernt, 500 Gramm Zwiebeln fein gehackt, 25 Gramm Ingwerwurzel (optional ein schwacher Teelöffel getrocknetes Ingwerpulver), 500 Gramm brauner Zucker, 850 Milliliter Apfelessig, eine großzügige Prise Cayennepfeffer, 1 Teelöffel Pfefferkörner bunt oder schwarz, 1 Teelöffel Senfkörner, 1 Teelöffel Harissa (Chilipaste) oder getrocknete Chili Flakes, gemahlener Zimt und Nelkenpulver nach Geschmack.

Zubereitung:

Das Kürbisfleisch von Kernen und Fasern befreien und in circa zwei Zentimeter große Würfel schneiden. Mit dem Salz in eine Porzellanschüssel geben und zugedeckt über Nacht durchziehen lassen. Am nächsten Tag die Kürbiswürfel in einem Sieb unter kaltem Wasser abspülen und gut abtropfen lassen. In einem großen Topf Kürbiswürfel, Äpfel, Zwiebel, Ingwer und Zucker geben. Den Cayennepfeffer mit ein wenig von dem Essig anrühren und mit dem übrigen Essig und allen Gewürzen hinzugeben. Die Mischung bei schwacher Hitze dünsten lassen, bis sich der Zucker vollständig aufgelöst hat. Dann die Temperatur erhöhen und das Chutney für circa eine Stunde köcheln lassen, bis alle Zutaten weich sind und keine Flüssigkeit im Topf mehr erkennbar ist. Anschließend in sterile Gläser füllen und verschließen. Solange die Gläser ungeöffnet bleiben, hält sich er Inhalt bis zu zwei Jahre. Grund für diese vergleichsweise lange Lagerfähigkeit ist die Kombination aus Salz, Essig und Zucker. Sie dürfen bei dieser Zubereitungsart Ihre konservierenden Kräfte bündeln.

Einmachen

Beim Einmachen wird ein ähnliches Prinzip genutzt, wie beim Einkochen. Der Unterschied besteht jedoch darin, dass das Kochgut hier zuerst in einem großen Topf erhitzt, und dann erst in die vorbereiteten Gläser gefüllt wird. Nach dem Verschließen tritt dasselbe physikalische Gesetz in Kraft wie beim Einkochen. Vielerorts wird Eingemachtes durch anschließendes Einkochen der befüllten Gläser noch zusätzlich haltbar gemacht. Umgangssprachlich werden die beiden Begriffe gerne parallel verwendet. Das der Konservierung zugrunde liegende Prinzip ist dasselbe.

Tomaten Salsa

Zutaten:

5 Kilogramm reife Tomaten, 1,5 Kilogramm Zwiebeln, Rosmarin, Basilikum, Thymian, Oregano, 10 Zehen Knoblauch (grob geschnitten reicht), Salz, 3 Esslöffel Olivenöl

Zubereitung:

Das Öl in einem großen Topf erhitzen und Knoblauch und die Kräuter darin kurz andünsten. Die Tomaten klein schneiden und dazu geben, bei mittlerer Hitze für circa eine Stunde lang köcheln lassen. Sobald die Mischung ein wenig abgekühlt ist, mit dem Pürierstab ein paar Mal durchfahren, damit Haut und sonstige feste Stoffe eliminiert werden. In die vorbereiteten Gläser füllen, verschließen und kühl und dunkel lagern.

Fermentieren

Nach dem Trocknen und Dörren von Lebensmitteln ist das Fermentieren die älteste bekannte Form der Nahrungskonservierung. Dafür spricht schon ihre ungebrochene Verwendung weltweit. Unserem Sauerkraut steht so am anderen Ende der Welt das Kimchi gegenüber. Geschätzt werden beide Gerichte aus denselben Gründen: In der dunklen Jahreszeit sind sie hervorragende Lieferanten für Vitamin C und Mineralien, Spurenelemente und wichtige Nährstoffe für unsere Darmflora, die uns in der Form eigentlich nur frisches Obst und Gemüse zuverlässig liefern können.
Doch Kimchi und Sauerkraut sind nur die bekanntesten Vertreter von Gemüse, welches durch Fermentation einerseits haltbar gemacht wird, andererseits aber auch erst seinen typischen, säuerlichen Geschmack erhält. Umgangssprachlich wird diese Konservierungsmethode daher auch als „milchsauer einlegen“ bezeichnet. Milchsäurebakterien kommen an der Außenseite vieler Obst- und Gemüsesorten vor. Wenn diese dann den Gärungsprozess in Gang setzen, wird die Nahrung geschmacklich optimiert und haltbar gemacht in einem Arbeitsgang. Das Geniale am Fermentieren: Es ist schnell und unkompliziert erledigt. Nicht einmal Strom wird dafür benötigt. Alles, was man dafür braucht, ist Salz und das Basisprodukt, welches aber auch hier wieder von Qualität erster Güte sein soll.

Fast jedes Gemüse lässt sich auf diese Weise konservieren. Besonders gut klappt es mit Sorten von eher fester Konsistenz. Neben Kraut und Kohl also vor allem Rote Bete, Rettich, Möhren und Fenchel. Doch der Experimentierfreude sind keine Grenzen gesetzt. Tomaten werden beim Fermentieren zwar schnell matschig und unansehnlich, eine aus ihnen zubereitete Pasta-Soße (für welche das Gemüse dann ohnehin passiert wird) schmeckt garantiert einzigartig. Bei Gemüse aus eigenem Anbau stellt sich diese Frage zwar nicht, aber auf biologisch angebauten Sorten haften wesentlich mehr Milchsäurebakterien als auf konventionell produzierter Massenware. Bio gewinnt also auch beim Fermentieren.
Obst kann natürlich auch auf diese Art haltbar gemacht werden. Aufgrund des hohen Zuckergehalts der Früchte schreitet die Gärung sogar noch schneller voran. Milchsauer eingelegtes Obst ist ein Segen für unsere Darmflora, da ein Teil des Fruchtzuckers von den Milchsäurebakterien bereits „vorverdaut" wurde. Ob der Geschmack auch ein Segen für jeden Gaumen ist, bleibt jeder/jedem selbst überlassen. Einen Versuch wert ist es allemal.

Grundsätzlich gibt es zwei Arten des Fermentierens: das trockene Fermentieren und das Fermentieren in Salzlake. Beide Arten verlangen nach einem Minimum an Vorbereitung. Ein sauberes Glas mit Deckel und ein Gegenstand zum Beschweren reichen an Equipment völlig aus. Gläser und Deckel werden auch hier idealerweise vorab sterilisiert. Zehn Minuten im kochenden Wasserbad reichen dafür aus. Die Hauptzutat ist auch beim Fermentieren Geduld. Es gibt Kimchi-Rezepte, die zwei Jahre in Anspruch nehmen. Konventionellere Rezepte können je nach Geschmack nach einigen Tagen, spätestens aber nach zwei Wochen verkostet werden. Je länger der Gärungsprozess dauern darf, desto intensiver entwickeln sich Säurebildung und Geschmack. Beschleunigt wird die Gärung, wenn das Gemüse klein geschnitten und mit einem Mörser zerstoßen wird. Durch das Aufbrechen der Oberflächenstruktur können die Milchsäurebakterien effizienter ihren Job erledigen. Beim trockenen Fermentieren gibt man auf 100 g klein geschnittenes Gemüse 2 g Salz. Beides wird gut durchgemischt und möglichst fest in das Glas gepresst. Vor dem Deckel kommt noch ein steriler Gegenstand zum Beschweren darauf. Bei herkömmlichen Deckeln wird dieser nur aufgelegt, damit die Gase, die bei der Gärung entstehen, entweichen können. Gläser mit einem Ventildeckel können wie gewohnt verschlossen werden. Da das Salz dem Gemüse Wasser entzieht, sollte nach wenigen Tagen das Gemüse mit einer Schicht Flüssigkeit bedeckt sein. Beim Fermentieren mit Salzlake werden 20 g Salz in 1 Liter Wasser aufgekocht. Das klein geschnittene Gemüse im Glas wird vollständig mit der Lake bedeckt und wieder nur lose mit einem Deckel versehen. Für beide Arten gilt: Die ersten drei bis vier Tage bei Raumtemperatur stehen lassen, danach können die Gläser auch an einen kühleren Ort übersiedeln. Manche Rezepte verlangen nach einer Startkultur in Form von Joghurt oder

Molke. Stammen die verwendeten Produkte – wie bereits erwähnt – aus rein biologischem Anbau, kann darauf jedoch getrost verzichtet werden.

Fermentierter Rotkohl

Zutaten:

1 Kopf Rotkohl, 30 Gramm Meersalz, 1 (rote) Zwiebel, 1 Esslöffel Kümmel (gemahlen oder ganz)

Zubereitung:

Der Rotkohl wird entweder mit einem Gemüsehobel oder einem scharfen Messer in feine Streifen geschnitten. Die Zwiebel in feine Ringe schneiden und alle Zutaten gemeinsam mit dem Salz über Nacht in einer Schüssel durchziehen lassen. Am nächsten Tag das Kraut möglichst fest in die vorbereiteten Gläser füllen und mit der übrig gebliebenen Salzlake übergießen. Auch hier muss das Kraut von der Flüssigkeit vollständig bedeckt werden. Die Gläser wieder gut verschließen und an einem kühlen und dunklen Ort mindestens vier, besser sechs Wochen ziehen lassen. Meersalz muss es beim Fermentieren übrigens unbedingt sein. Gewöhnliches Speisesalz würde alle Gemüsesorten hart und zäh werden lassen.

Einlegen in Essig

Diese zeit- und kostengünstige Methode eignet sich hauptsächlich für Gemüse. Ähnlich wie beim Fermentieren beschert uns hier ein Minimum an Vorbereitung ein Maximum an köstlichen Vorräten für die Winterzeit. Man benötigt wiederum Gläser mit einem dichten Deckel, beides sollte unbedingt steril sein und keimfrei, sonst war die ganze Arbeit leider umsonst. In Essig eingelegt werden kann von der Zwiebel bis hin zur Roten Bete oder dem Kürbis so ziemlich alles, was das Gemüsebeet herzugeben vermag. Bei der Zubereitung gibt es zwei verschiedene Varianten: Das Gemüse kann in reinen Essig (vorzugsweise Apfel- oder Weinessig) mit mindestens fünf Prozent Säuregehalt eingelegt werden. Die zweite Möglichkeit ist die Herstellung eines Essig-Suds, welche definitiv zu empfehlen ist. Hier kommt neben der konservierenden Eigenschaft des Essigs auch noch jene der Hitze ins Spiel. Das Einmachgut ist damit doppelt geschützt. Zusätzlich bietet die Variation des Suds noch Möglichkeiten, den Geschmack je nach Gusto zu verbessern und zu verfeinern. Das Grundrezept für einen Essig-Sud besteht aus 250 ml Wein- oder Apfelessig. Einen Säuregehalt von mindestens fünf Prozent sollte dieser auf jeden Fall haben. Er wird mit 500 ml Wasser, 2 Teelöffeln Rohrzucker und 3 Teelöffeln Meersalz aufgekocht und anschließend über das klein geschnittene Gemüse in die Gläser gefüllt. Das Gemüse muss mindestens einen Finger breit mit dem Sud bedeckt sein, dieser sollte bis an den Glasrand reichen. Die Deckel kommen unmittelbar darauf und werden fest verschlossen, damit das Vakuum seinen Job erledigen kann. Variiert werden kann das Rezept für den Essig-Sud durch die Zugabe von Kräutern, Senfkörnern, Fenchelsamen, Pfefferkörnern oder klein geschnittenen Knoblauchzehen. Fantasie und Geschmack bestimmen das Ergebnis, welches bereits nach 14 Tagen bereit für eine erste Verkostung ist.

Tipp: Das Gemüse macht hier auch optisch einen besonders guten Eindruck, wenn es mit einem geriffelten Messer oder – wer sich die Mühe machen will – mit einem Spiralschneider in gefällige Kaskaden geschnitten wird. Gläser mit solchem Inhalt eignen sich auch hervorragend als Gastgeschenk oder Mitbringsel mit Kreativ-Bonus und hinterlassen garantiert einen guten Eindruck.

Wintergemüse

Zutaten:

10 grüne Paprika, 10 rote Paprika, 1 Kilogramm grüne Tomaten, 1 Kilogramm Salatgurken, 4 große Karotten, 4 große Zwiebeln, 1 Kopf Weißkohl, 5 Chilischoten (optional). 2 Esslöffel Salz, ¾ Liter Weinessig, ¼ Liter Wasser, ½ Liter Raps- oder Sonnenblumenöl, 3 Lorbeerblätter, schwarzer Pfeffer, 1 Esslöffel Zucker.

Zubereitung:

Die Paprika von Stielen und Kernen befreien und in mundgerechte Stücke schneiden. Die Tomaten, Gurken und Karotten feinblättrig aufschneiden, ebenso die Zwiebeln und den Kohl. Die Chilischoten in feine Ringe schneiden, dabei unbedingt Handschuhe tragen! Das klein geschnittene Gemüse wird mit dem Salz gut vermischt, mit einem sterilen Gegenstand (Mörser, schweres Glas) über Nacht beschwert und möglichst fest zusammengepresst. Am nächsten Tag wird aus Essig, Wasser, Öl und den Gewürzen ein Sud aufgekocht, der zehn Minuten lang köcheln sollte. Das Gemüse gut ausdrücken und nach der Kochzeit dem Essigsud beimischen. Das Ganze noch einmal aufkochen lassen und bei Bedarf von der Salzlake des Gemüses ein wenig zur Geschmacksverfeinerung dazugeben. Die Mischung erneut aufkochen und noch heiß in die vorbereiteten Gläser füllen. Der Essigsud sollte das Gemüse mindestens einen Finger breit überdecken und bis möglichst zum Rand des Glases reichen. Anschließend werden die Gläser unverzüglich fest verschlossen und an einem kühlen, dunklen Ort gelagert.

Einlegen in Alkohol

Ein preiswerter Spaß ist das Einlegen in Alkohol nicht. Für ein Kilo Früchte benötigt man 500 g Zucker und 1 Liter hochprozentigen Alkohol (alles über 50 % Vol. garantiert gute Haltbarkeit). Ideale Bedingungen im Einweckglas oder Steinguttopf ergeben sich, wenn Obstsorte und Alkoholderivat aus derselben Quelle stammen. Also Himbeeren werden in Himbeerschnaps, Birnen in Williams und so weiter eingelegt. Danach heißt es warten, denn vier Wochen sollten mindestens vergehen, bis der Alkohol seine Wirkung zuverlässig entfalten konnte. Sparsamkeit ist erst nach der Fertigstellung angesagt: Die süßen Früchtchen haben es nämlich in sich. Die Kombination von Zucker und hochprozentigem Alkohol ist nicht zu unterschätzen.

Ein Sonderstatus steht hier dem legendären Rumtopf aus Kindertagen zu. Er liefert nicht nur köstliches Beiwerk zu Eis, Pudding oder anderen Süßspeisen. Er ist auch unschlagbar unkompliziert und zuverlässig, was das Konservieren von jenen Obstsorten betrifft, die gerade Saison haben. Der Rumtopf ist vom Prinzip her ein luftdicht verschließbares Gefäß. Die erste Schicht bildet das erste Obst der Saison, meist sind dies die frühen Erdbeeren. Sie werden mit Zucker bestreut und mit einer großzügigen Schicht von qualitativ hochwertigem Rum vollständig bedeckt. Steht die nächste Obstsorte zur Ernte bereit (Johannisbeeren, Pflaumen, Kirschen, Mirabellen, Himbeeren etc.) verfährt man wieder wie gehabt. Je nach Größe des Topfes sollte er spätestens im Herbst mit einer aromatisch-fruchtigen Geschmacksexplosion aufwarten können. Traditionell geöffnet wird er im Advent oder um die Weihnachtszeit.

Doch nicht nur frisches Obst kann mit Alkohol konserviert und zusätzlich geschmacklich aufgewertet werden. Wer beim Dörren allzu ambitioniert war und getrocknete Pflaumen übrighat, legt diese in ein luxuriöses Bad aus Weißwein und Cognac ein. Sie machen sich hervorragend zu Desserts, passen aber auch zu Wildgerichten und geben so manchen Soßen das gewisse Etwas.

Eine besondere Delikatesse sind in Alkohol eingelegte Nüsse aus dem heimischen Garten. Dies erfordert zwar ein wenig Handarbeit, man erhält dafür aber eine Spezialität, die heutzutage nicht mehr oft auf den Tisch kommt. Walnüsse können entweder grün (also unreif) in Hochprozentiges eingelegt werden. Sie heißen am Ende dann schwarze Nüsse. Reife Walnüsse in Schnaps oder Cognac eingelegt, bleiben sehr lange haltbar.

Pfirsiche oder Nektarinen in Himbeergeist

Zutaten:

1 Kilogramm Pfirsiche oder Nektarinen, 375 Gramm Zucker, 1 Flasche Himbeergeist

Zubereitung:

Die Pfirsiche oder Nektarinen mit kochendem Wasser übergießen und anschließend kalt abschrecken. Kerne herausschneiden, die Haut abziehen und in mundgerechte Stücke schneiden. In einer Schüssel mit dem Zucker vermengen und zugedeckt über Nacht stehen lassen. Am nächsten Tag die Früchte in ein steriles Glas umfüllen und mit Himbeergeist vollständig bedecken. Für ein besonders intensives Aroma sorgt die Beigabe von je einem Kern. Nach vier Wochen an einem kühlen, dunklen Ort sind sie perfekt durchgezogen und können verkostet werden.

Dieses Rezept funktioniert mit allen Steinobst-Sorten und auch mit so ziemlich jedem hochprozentigen Alkohol. Interessante Geschmackskombinationen liefern zum Beispiel Pflaumen mit Wodka oder Whiskey sowie Mirabellen mit weißem Rum. Sämtliches Steinobst ist so bis zur nächsten Saison lagerbar und vielseitig zu verwenden.

Trocknen und Dörren

Dies ist die mit Abstand älteste bekannte Art, Lebensmittel durch Konservierung haltbar zu machen. Das Dehydrieren von Lebensmitteln wurde schon lange vor dem Einsalzen praktiziert, wie uns zahlreiche archäologische Funde beweisen. Der Mageninhalt von Steinzeit-Mumie „Ötzi" bestand unter anderem aus getrocknetem Steinbockfleisch, in seinem Marschgepäck wurden Reste von Trockenobst nachgewiesen.

Grundsätzlich unterscheidet man das natürliche Lufttrocknen und das Dörren im Backrohr oder in einem speziellen Dörrapparat. Die Früchte oder Gemüsestreifen sollten einander nicht berühren. Das Dörren im Backrohr ist einfach und kann in den Küchenalltag problemlos nebenbei integriert werden. Allerdings verbraucht diese Methode sehr viel Strom. Hier wäre ein spezieller Dörrapparat eine echte Alternative. Es gibt sie inzwischen sogar als faltbare Modelle, was sie besonders platzsparend macht.
Das Geniale am Dörren und Trocknen ist, dass so ziemlich jeder Ertrag aus dem Garten dafür geeignet ist. Die Klassiker Äpfel, Birnen und Pflaumen können getrost ihr Lager auf dem Dörrapparat mit Rote Bete, Kohlgemüse oder Pastinake teilen. Diese werden im Fachhandel teuer als Gemüse-Chips verkauft, können aber im Selbstversuch kostengünstig und einfach zu Hause hergestellt werden.

Ein Sonderstatus beim Trocknen kommt natürlich den Kräutern zu. Alle, bis auf den Kerbel, können abgeschnitten und zum Lufttrocknen entweder aufgehängt oder auf Papier luftig ausgebreitet werden. Sie halten dieserart praktisch ewig und verströmen auch im Winter noch ihr einmaliges Aroma.

Getrocknete Tomaten

Das Trocknen oder Dörren entzieht Obst und Gemüse Wasser, allerdings nicht den Geschmack, im Gegenteil. Gerade Tomaten profitieren enorm von dieser Konservierungsmethode, da sie ihr volles Aroma erst im getrockneten Zustand entfalten.

Zutaten:

Tomaten in dünne Scheiben geschnitten. Die Menge richtet sich nach dem Platz im Backofen bzw. Dörrautomaten.

Zubereitung:

Die Tomatenscheiben auf ein mit Backpapier ausgelegtes Backblech legen und im Ofen bei 75 Grad Umluft vollständig trocknen lassen. Wer einen Backofen ohne Umluft-Funktion sein Eigen nennt, kann einen Holzkochlöffel in die Backofentür klemmen und lässt diese so einen Spalt breit offen, damit ausreichend Luft zirkulieren kann. Der Dörrautomat kommt in der Regel mit etwas weniger Hitze aus. Maximal 60 Grad sollten reichen. Die Hauptzutat beim Dörren ist Geduld. Vier Stunden Zeit muss man den wasserarmen Gemüsesorten mindestens zugestehen, bei Tomaten kann es unter Umständen doppelt so lange dauern, bis die gewünschte Konsistenz erreicht ist. Sie sollten trocken, aber noch biegsam sein. In einem luftdicht verschließbaren Glas sind sie dieserart eine Woche lang haltbar. Wer sie länger aufbewahren möchte, legt sie in Olivenöl ein. Hier können noch Thymian, Oregano oder klein geschnittene Knoblauchzehen mit ins Glas.

Obst „einblitzen“

Bei dieser Methode kommen gleich drei konservierende Eigenschaften zum Zug: das Vakuum, der Alkohol und die Hitze. Allerdings wirkt letztere hier nur kurz, eben blitzartig. Die Früchte werden beim Einblitzen nur schnell flambiert, weshalb wichtige Vitamine und Nährstoffe, aber auch der Geschmack erhalten bleiben und nicht der Lagerfähigkeit geopfert werden müssen. Für die Vorbereitung braucht es keimfreie Gläser, die am besten wieder mit heißem Wasser abgekocht wurden. Das Obst wird mit ein wenig Zucker kurz am Herd erhitzt und in die Gläser gefüllt. Eine Schicht hochwertiger Obstbrand kommt als Abschluss in jedes Glas. Diese wird angezündet und wie beim Flambieren abgebrannt, die Gläser sollten sofort fest verschlossen werden. Im Inneren entsteht wieder ein Vakuum und die Früchte werden zuverlässig konserviert. Besonders profitieren Himbeeren und Brombeeren von dieser schonenden Methode. Sie erhalten nicht nur ihren Geschmack und ihre wertvollen Inhaltsstoffe, sondern auch ihre Konsistenz. Beim Einmachen und Einkochen ist diese am Schluss oft kaum mehr vorhanden. Das Einblitzen wird gerne als „Einsteigermethode“ des Konservierens bezeichnet. Sind die Gläser und die Deckel keimfrei, kann praktisch nichts dabei schiefgehen.

Preiselbeer Kompott

Zutaten:

1 Kilogramm Preiselbeeren, 0,5 Kilogramm Zucker, 60 Milliliter Rotwein, 1 Zimtstange; Obstbrand für das „Einblitzen"

Zubereitung:

Die Beeren gut waschen und säubern. Zucker, Rotwein und Zimtstange in einem Topf erhitzen, bis es schäumt, dann die Preiselbeeren dazu geben. Das Gemisch 15 Minuten lang köcheln lassen und anschließend in die vorbereiteten, sterilen Gläser abfüllen. Jedes Glas mit einem Schuss Obstbrand bedecken und diesen anzünden. Die Flamme sollte beim Verschließen mit dem Deckel noch nicht vollends abgebrannt sein.

Kandieren

Früchte mit Zucker haltbar zu machen, kennen wir in Europa schon sehr lange. Im Prinzip eignet sich jedes Obst dafür. Wer Desserts gerne besonders garniert, kann auch Rosenblüten oder Veilchen dieserart lange lagerfähig machen. Kandieren ist sicherlich die aufwendigste Art der Obstkonservierung. Der großzügige Einsatz von Zucker mag ebenfalls nicht mehr ganz dem Zeitgeist entsprechen. Ähnlich wie das sauer eingelegte Gemüse erfreuen kandierte Früchte jedoch nicht nur den eigenen Haushalt, sondern sorgen als Mitbringsel immer wieder für erfreute und auch so manch erstaunte Gesichter. Die Herstellung erfordert nämlich schon ein wenig Hingabe und Zeit. Zuerst werden Wasser und Zucker im Verhältnis 1:1 zum Kochen gebracht, bis die Mischung Fäden zieht. Die Früchte gibt man in ein Sieb über einem anderen Topf und gießt den abgekühlten Sirup darüber. Die Früchte müssen komplett bedeckt sein und sollten so einen Tag lang abgedeckt durchziehen dürfen. Den aufgefangenen Sirup erhitzt man am nächsten Tag wieder und gießt ihn erneut – diesmal noch warm – über die Früchte im Sieb. An Tag drei wird der Vorgang wiederholt. Der Sirup sollte diesmal noch heiß über das Obst gegossen werden. Nach dem Abkühlen können die Früchte auf einen Gitterrost oder ein mit Backpapier belegtes Blech zum Trocknen aufgelegt werden. Haltbar sind sie – kühl und trocken gelagert – bis zu einem Jahr. Auch beim

Kandieren gilt wieder: Nur reifes und intaktes Obst verwenden. Harte Früchte wie Äpfel oder Birnen können vor dem Kandieren kurz blanchiert werden.

Kandierte Birnenspalten

Zutaten:

1 Kilogramm Birnen, Zucker, Wasser

Zubereitung:

Die Menge an Zucker sollte jener des Wassers 1:1 entsprechen. Um die Wassermenge zu eruieren, gibt man die Früchte in ein Sieb, welches man in einen Kochtopf hängt. Das Wasser sollte die Früchte bedecken. Das ist wichtig, weil auch der aus Zucker und Wasser herstellte Sirup dann so über die Früchte gegossen wird.

Zuerst werden die Birnen geschält, entkernt und in mundgerechte Spalten geschnitten. Wenn die Birnen von einer eher festen Sorte sind, sollten sie vor dem Kandieren kurz in kochendem Wasser blanchiert werden. Aus Wasser und Zucker wird im Verhältnis 1:1 ein Sirup aufgekocht. Dieser ist perfekt, wenn er Fäden zu ziehen beginnt. Die Birnen kommen (wieder) in das Sieb über den Topf und werden mit dem abgekühlten Sirup übergossen. Er sollte an Tag 1 nur mehr lauwarm über die Früchte kommen. Diese lässt man – mit einem Deckel oder Teller bedeckt – stehen bis zum nächsten

Tag. Der im Topf aufgefangene Sirup wird erneut erhitzt und diesmal noch warm über die Früchte im Sieb gegossen. Nach einem neuerlichen Tag Ruhezeit wird der Sirup ein letztes Mal aufgekocht und diesmal noch heiß über das Obst gegossen. Wenn die Birnenspalten ein wenig abgekühlt sind, legt man sie auf einen Gitterrost oder ein mit Papier belegtes Backblech zum Trocknen. Dunkel und trocken gelagert halten die kandierten Früchte bis zu einem Jahr.

Einfrieren

Das Einfrieren ist seit Erfindung der Tiefkühltruhe nicht mehr aus einem Selbstversorger-Haushalt wegzudenken. Es geht schnell und kann eine stattliche Menge an Obst und Gemüse sicher und sehr lange haltbar machen. Die modernen Geräte zeichnen sich außerdem durch Energieeffizienz aus, was ihre Anschaffung nicht nur sinnvoll, sondern auch ökologisch vertretbar macht. Die Top-Favoriten für Gefrierschrank oder Tiefkühltruhe sind Beeren und Steinobst. Sie bewahren durch die Kälte nicht nur ihr Aroma, sie verstärken es beim Auftauen und Erwärmen sogar. Die Zugabe von Zucker erübrigt sich bei der Verwendung von aufgetauten Früchten. Erbsen, Möhren, Kürbisse, Kohlrabi und Bohnen sind ebenfalls unkomplizierte Kandidaten für diese Konservierungsmethode. Außer den Kürbissen und den Kohlrabi sollten die Gemüse vor dem Einfrieren allerdings kurz blanchiert werden. Das Blanchieren tötet mögliche anhaftende Keime zuverlässig ab. Das verlängert die Haltbarkeit des tiefgekühlten Gemüses. Bonuseffekt: Weniger Vitamine gehen verloren. Auch die Farbe bleibt dieserart besser erhalten. Einige Erträge aus dem Garten benötigen hier jedoch eine Sonderbehandlung bzw. eignen sich nur bedingt für die Konservierung im (ewigen) Eis. Zucchini beispielsweise verlieren durch das Einfrieren den letzten Rest von Geschmack. Sie können dann aber immer noch zu einer Suppe verarbeitet werden, der das Gewürzregal ein wenig auf Sprünge hilft.

Tomaten müssen aufgrund ihres hohen Wassergehalts zuerst verarbeitet werden. Passiert zu einer Tomatensoße oder mit Paprika und Zwiebeln zu einem köstlichen Schmorgemüse eingekocht, erfreuen sie unseren Gaumen auch im Winter. Kräuter wie Schnittlauch oder Petersilie können klein geschnitten in Vorratsdosen eingefroren werden. Wer gerne seine eigene Kräutermischung herstellt, gibt diese in Eiswürfelbehälter und kann sie so portionsweise bei Bedarf verwenden.

Ungarisches Lecsó

Dieses Gericht – eingedeutscht auch als Letscho bekannt – eignet sich ganz hervorragend, um eine größere Menge an Tomaten, Paprika und Zwiebeln schnell und einfach zu verarbeiten und für die Wintermonate zu konservieren. Fix fertig gekocht, muss es bei Bedarf nur mehr aufgetaut und eventuell ein wenig nachgewürzt werden. Es passt als universelle Gemüsebeilage zu jedem Fleisch oder Fisch, überzeugt aber auch zu Kartoffeln und Reis als vegetarisches oder veganes Beiwerk aus eigener Produktion.

Zutaten:

1 Kilogramm Paprika (Sorte und Farbe egal), 1 Kilogramm Tomaten, 2 bis 3 Zwiebeln, Salz, Pfeffer, je ein Esslöffel Paprikapulver edelsüß und scharf, 2 bis 4 Knoblauchzehen (nach Geschmack auch weniger oder mehr), neutrales Pflanzenöl zum Anbraten

Zubereitung:

Paprika, Tomaten und Zwiebel in feine Streifen schneiden, in Öl kurz anbraten und das edelsüße Paprikapulver dazugeben. Alles kurz dünsten lassen. Falls die Tomaten zu wenig Flüssigkeit abgeben, um ein Anbrennen zu verhindern, kann mit ein wenig Gemüsebrühe oder Wasser nachgeholfen werden. Anschließend den Knoblauch dazu pressen und mit Salz, Pfeffer und dem scharfen Paprikapulver würzen. Die Mischung einmal aufkochen lassen, dann die Hitze reduzieren und das Letscho bei geschlossenem Deckel circa 15 Minuten lang köcheln lassen. Es ist perfekt, wenn von den Tomaten mit freiem Auge nicht mehr viel zu sehen ist. Nach dem Abkühlen kann das Letscho eingefroren werden. Wer kein Geld in Gefrierdosen investieren möchte: Sauber gereinigte Eiscremedosen oder Joghurtbecher eignen sich dafür auch bestens. Die Joghurtbecher können mit einem Gefrierbeutel samt Gummiring fest verschlossen und stehend in Tiefkühltruhe oder Gefrierschrank deponiert werden.

Wein, Säfte und Sirup

Wein

Das Vergären von Obst zu alkoholischen Getränken ist nach der Erfindung des Metes (Honigwein) und dem Brauen von Gerste und Hopfen zu Bier die älteste bekannte Form der Obstverwertung. Nach den Weintrauben kommt bei der Herstellung von Obstweinen vor allem dem Apfel eine bedeutende Rolle zu. Apfelwein, Most oder Cidre ist ein beliebtes Getränk im Herbst, welches relativ einfach selbst hergestellt werden kann. Er wird kalt oder heiß getrunken und sollte mit seinen fünf bis sieben Prozent Alkoholgehalt nicht unterschätzt werden. Wer selbst nur die Äpfel hat, aber keine Obstpresse, kann seine Ernte bei Keltereien, Obstmühlen oder landwirtschaftlichen Genossenschaften pressen lassen und den Saft mit nach Hause nehmen. Für einen Erstversuch im kleinen Rahmen reichen zehn Kilogramm Äpfel, 500 Gramm Zucker und 1 Gramm Weinhefe. Letztere ist in Drogerien und Reformhäusern erhältlich. Ein Gärgefäß mit Gärröhrchen ist im gut sortierten Fachhandel erhältlich. Beide Dinge müssen absolut sauber sein. Der frisch gepresste Apfelsaft wird in das Gefäß gefüllt. Rund zehn Prozent sollten frei für Luft bleiben. Anschließend kommt der Zucker hinzu. Mit einem sterilen Kochlöffel wird umgerührt und die Weinhefe, die zuvor mit ein wenig lauwarmen Wasser angerührt wurde, kommt mit dazu. Das Gärgefäß wird nun mit dem Verschluss inklusive Gärröhrchen verschlossen und am besten in einem kühlen Raum mit maximal 21 Grad Raumtemperatur gelagert. Der Gärungsprozess dauert ungefähr vier Wochen lang und kann an den Blasen, die sich im Gärröhrchen bilden, beobachtet werden. Hört die Blasenbildung auf, ist der Apfelwein fertig, kann gekostet und abgefüllt werden. Der trübe Bodensatz sollte dabei nicht mitkommen. Der Wein kann auch im Gärgefäß verbleiben und von dort immer direkt in eine Flasche oder einen Dekanter abgefüllt werden. Das erspart das Abfüllen in sterile Flaschen und deren zusätzliche Lagerung.

Heidelbeerwein

Dieses Rezept erfordert einige Profi-Zutaten, die jedoch in Drogerien, Reformhäusern und natürlich im Internet erhältlich sind. Der gut sortierte Fachhandel bietet auch praktische „Startersets“ an, wo alle wichtigen Ingredienzien für einen Erstversuch mit dabei sind. Dieses Rezept sollte circa fünf Liter fertigen Wein ergeben.

Ausstattung:

1 Gärgefäß mit Gäraufsatz, sterile Flaschen zum Abfüllen, ein sauberes Leinentuch, Küchenutensilien wie Waage, Messer, Schüssel

Zutaten:

6 Kilogramm Heidelbeeren, 2 Kilogramm Zucker, 4 Liter Wasser, Reinzuchthefe (entweder „Burgund“ oder „Bordeaux“), 250 Milliliter Apfelsaft zur Hefeanzucht, 20 Milliliter Milchsäure, 4 Gramm Hefenährsalz, 10 Milliliter Antigeliermittel (kurz: Antigel genannt), Kaliumdisulfit (wird zum Schwefeln benötigt).

Zubereitung:

Die Hefe wird einige Tage vor dem Ansetzen des Weins im Apfelsaft angerührt, wo sie sich vermehren soll. Die reifen Früchte müssen sauber und ohne faule Stellen oder andere Beschädigungen sein. Nun die Heidelbeeren in einer Schüssel zerdrücken. Aus Wasser und Zucker eine Lösung anrühren. Diese mit dem Obst, dem Hefenährsalz, der Milchsäure, dem Kaliumdisulfit und dem Antigel in den Gärbehälter geben. Dazu kommt die angerührte Reinzuchthefe. Der Behälter darf nur bis maximal zur Hälfte befüllt werden, da die Maische während der Gärung an Volumen gewinnt. Das Gefäß mit dem Gäraufsatz verschließen und an einem Ort mit Raumtemperatur stehen lassen. Nach acht bis zehn Tagen gibt man ein sauberes Leinentuch über einen gut gereinigten Eimer oder eine entsprechend große Schüssel und gießt den Ansatz durch. Die Maische wird gut ausgedrückt. Nachdem der Gärbehälter gut gereinigt wurde, kann der gewonnene Saft wieder hineingefüllt und mit dem Gäraufsatz verschlossen werden. Der Saft sollte nun für zwei Wochen an einem kühlen und dunklen Ort stehen bleiben. Nach dieser Zeit sollte sich am Boden des Gefäßes ein Satz gebildet haben. Mit einem sauberen Kunststoffschlauch (Ansaugschlauch) zieht man den Saft vorsichtig ab, am besten in ein tiefer stehendes Gefäß, ohne den Bodensatz mitzunehmen. Der Wein kann nun erstmalig verkostet werden, allerdings nur, um geschmackliche Verbesserungen vorzunehmen. Wenn er zu wenig süß ist, kann mit einer Wasser-Zucker-Mischung nachgebessert werden. Das Gärgefäß muss erneut gereinigt werden, der junge Wein wird anschließend wieder eingefüllt. In den nächsten ein bis zwei Wochen sollte der Wein klar werden. Falls nicht, kann er vor dem Abfüllen in die Flaschen noch durch ein Tuch gefiltert werden. Auch spezielle Klär- oder Schönungsmittel wie zum Beispiel Kieselsol klären die trübe Flüssigkeit. Heidelbeerwein ist einige Monate gut haltbar.

Saft

Obstsäfte können aus fast allen im Garten wachsenden Obstsorten gewonnen werden. Fallen größere Mengen an, wird sich die Anschaffung einer Obstmühle und einer (hydraulischen) Saftpresse irgendwann sicher lohnen. Solche Geräte findet man häufig secondhand in Kleinanzeigen. Sie sind kaum kaputt zu bekommen und ihre Technik hat sich in letzten Jahren und sogar Jahrzehnten kaum nennenswert weiterentwickelt. Wer auf dem neuesten Stand sein will, dem seien Landwirtschaftsmessen wärmstens empfohlen. Allein schon der Austausch dort mit Gleichgesinnten ist den Besuch auf jeden Fall wert.

Kleinere Mengen Obst können auch mit einem Entsafter in der Küche oder überhaupt nur mit einem Topf am Herd hergestellt werden. Für den „Erstversuch" können zwei Kilogramm klein geschnittene Äpfel mit einem Liter Wasser aufgekocht werden. Stiele, Kerne, Gehäuse und Dellen werden vorher entfernt. Die Äpfel dürfen weder faul noch unreif sein. Auch beim Saft gilt: Perfekte Qualität entsteht nur durch perfektes Obst. Nach 20 Minuten am Herd wird die Apfel-Wasser-Mischung durch ein Sieb geleert, welches mit einem sauberen Baumwoll- oder Leinentuch ausgelegt ist und über einem zweiten Kochtopf hängt. Das Tuch bis zum letzten kostbaren Rest auswringen und den gewonnenen Saft erneut zum Kochen bringen. Wenn sich Schaum bildet, sollte dieser mit einer Kelle abgeschöpft werden. Nach weiteren 20 Minuten ist der garantiert biologische Apfelsaft fertig. Abgeschmeckt werden kann mit Zitronensaft oder einem natürlichen Süßungsmittel nach Wahl. In sterile Flaschen abgefüllt hält sich der Saft an einem kühlen, dunklen Ort über mehrere Monate.

Erdbeersaft

Obstsäfte können mithilfe eines Dampfentsafters heiß oder kalt hergestellt werden. Der Dampfentsafter bietet durch das Erhitzen eine zusätzliche Sicherheit, was die Haltbarkeit der Säfte betrifft. Das kalte Entsaften hingegen schont die Vitamine und verbraucht keinen Strom. Jede Variante erfordert Zeit, Geduld und ein paar zusätzliche Handgriffe.

Erdbeersaft aus dem Dampfentsafter

Zutaten:

1 Kilogramm Erdbeeren, 300 Gramm Zucker,
Wasser für den Entsafter

Zubereitung:

Die Erdbeeren von ihrem Grün befreien und vierteln. Die Früchte kommen anschließend in den Korb des Entsafters. Je nach Modell dauert das Entsaften circa eine Stunde bis 80 Minuten. Der fertige Saft kann direkt in die vorbereiteten, sterilen Flaschen abgefüllt werden.

Erdbeersaft, kalt gewonnen

Zutaten:

3 Kilogramm Erdbeeren, ¾ Liter Wasser, 25 Gramm Zitronensäure, 2,5 Kilogramm Zucker, 1 Packung Einsiedehilfe

Zubereitung:

Die gewaschenen und entstielten Erdbeeren kommen in eine Porzellanschüssel. Die Zitronensäure wird in dem Wasser aufgelöst und über die Erdbeeren gegossen. Einen Tag lang sollte diese Mischung mit einem Holzlöffel immer wieder umgerührt werden, dazwischen lässt man sie zugedeckt stehen. Anschließend werden die Früchte auf ein feuchtes Tuch aus Leinen geschüttet, ohne sie auszudrücken. Der aufgefangene Saft wird mit der gleichen Menge Zucker und der Einsiedehilfe verrührt. Das Ganze kommt noch mal über die Erdbeeren und wird durch das Tuch gepresst. Der Saft kann direkt in sterile Flaschen abgefüllt und kühl und dunkel gelagert werden.

Von Erdbeersaft zu Erdbeergelee ist es übrigens nur ein kleiner Schritt. Einen ¾ Liter Erdbeersaft mit einem Kilogramm Gelierzucker und dem Saft einer Zitrone (optional) zum Kochen bringen, nach 4 Minuten in sterile Gläser abfüllen und verschließen, schon hat man köstliches Erdbeergelee.

Sirup

Das Verarbeiten reifer Früchte zu Sirup hat in den letzten Jahren ein wenig an Bedeutung verloren. Grund ist die zunehmende „Zuckerphobie", die in diversen Medien, aber auch von Ernährungsexperten zunehmend propagiert wird. Dabei können dieserart durchaus Spezialitäten entstehen, die man im Supermarkt selten zu kaufen bekommt. Die dort angebotenen Fruchtsirupe müssen lediglich zehn Prozent Fruchtsaftanteil enthalten, zu Hause kann man hier wesentlich mehr Wert auf Qualität und Geschmack legen. Auch die Mogelzutaten entfallen bei eigener Herstellung: Konservierungs-, Farb- und Aromastoffe sowie künstliche Füll- und Verdickungsmittel sind in der heimischen Küche kein Thema. Oberste Priorität hat auch bei der Herstellung von Fruchtsirup die Sauberkeit und die Qualität der ausgewählten Früchte. Das Verhältnis von Obst, Wasser und Zucker nimmt man grundsätzlich mit 1:1:0,5 an. Auf einen Liter Wasser kommen demnach ein Kilogramm Obst und ein halbes Kilogramm Zucker. Die Mengen können jedoch je nach Sorte variieren. Bei Früchten mit einem höheren Pektin-Gehalt kann der erste Versuch gelieren. Diese feste Masse wird dann einfach noch einmal mit Wasser aufgekocht, bis sie die gewünschte Konsistenz aufweist. Abgeschmeckt wird mit Zitronen- oder Orangensaft. Wenn die Mischung 30 Minuten auf dem Herd geköchelt hat, wird sie durch ein Sieb mit Baumwoll- oder Leinentuch gestrichen und der Saft kann in

Flaschen abgefüllt werden. Dieserart ist er verschlossen bis zu sechs Monate haltbar. Angebrochene Flaschen sollten im Kühlschrank aufbewahrt und bald konsumiert werden.

Sirup und Likör aus Schwarzen Johannisbeeren

Gerade der Ertrag von (Schwarzen) Johannisbeeren kann Gärtnerin und Gärtner manchmal in Erstaunen versetzen. Wenn die Beeren reif sind, bleibt aber nur ein relativ kurzes Zeitfenster, um sie zu verarbeiten. Wer gerne etwas Besonderes für Hausbar und/oder Gäste kredenzt, macht seinen eigenen Sirup oder gar: Johannisbeerlikör, den legendären Cassis.

Johannisbeersirup

Zutaten:

1,5 Kilogramm Schwarze Johannisbeeren, 5 bis 6 Johannisbeerblätter, 4 Wacholderbeeren, 1,5 Kilogramm Zucker.

Zubereitung:

Die von den Rispen abgelösten Beeren vorsichtig unter kaltem Wasser reinigen und in einen großen Topf geben. Knapp mit Wasser bedecken und aufkochen, bis die Schale aufplatzt. Vom Herd nehmen und circa zehn Minuten abkühlen lassen. Ein Sieb mit einem sauberen Leinen- oder Baumwolltuch auslegen und die Mischung in eine Schüssel abtropfen lassen, am besten über Nacht. Die Früchte sollten nicht ausgedrückt werden, dann bleibt der Saft klar. Am nächsten

Tag die Wacholderbeeren mit dem Messerrücken aufdrücken und mit einem Liter des gewonnenen Saftes sowie den Johannisbeerblättern in einen Topf geben. Den Zucker unterrühren und alles aufkochen lassen. Die Mischung sollte bei mittlerer Hitze circa 30 bis 40 Minuten köcheln, bis der Saft einzudicken beginnt. Zwischendurch immer wieder einmal gut umrühren schadet nicht. Die Johannisbeerblätter sowie die Wacholderbeeren aus dem Topf entfernen und den Sirup noch heiß in die vorbereiteten Flaschen füllen. Diese sollten sofort fest verschlossen werden. Der Sirup ist bis zu sechs Monate lang haltbar. Einmal geöffnet, sollte die Flasche im Kühlschrank aufbewahrt werden.

Cassis

Zutaten:

1 Kilogramm Schwarze Johannisbeeren, ein paar Blätter sollten auch hier mit dabei bleiben, 1 Liter Weinbrand, 370 Gramm Zucker, 500 Milliliter Wasser.

Zubereitung:

Die Johannisbeeren werden samt den Blättern in ein Glas gefüllt und mit dem Weinbrand vollständig bedeckt. Das gut verschlossene Glas darf so zwei Monate lang rasten. Nach dieser Zeit werden Wasser und Zucker aufgekocht, die Johannisbeeren abgesiebt. Der Weinbrand wird mit dem

Zuckerwasser vermengt und gefiltert. Dafür eignen sich herkömmliche Kaffeefilter oder stabile Küchentücher. Der Likör ist nun fertig und kann in sterile Flaschen abgefüllt werden. Vor der erstmaligen Verkostung sollten noch mal vier Wochen vergehen, um den Cassis ziehen zu lassen.

Für welches Obst man sich bei der Sirup-Herstellung entscheidet, ist jeder und jedem selbst überlassen. Wirklich ungeeignet ist keine Sorte. Sogar Melonen können überraschend wohlschmeckende Ergebnisse liefern. Aber Sirup kann auch sehr gut aus Blüten hergestellt werden. Neben dem allseits bekannten Holunderblüten-Sirup zaubern auch Rosenblüten, Lavendel- und Löwenzahnblüten erstaunliche Geschmacks- und Farbvariationen in unsere Vorratskammern. Bei der Verwendung von Blüten ist aber unbedingt darauf zu achten, dass die Pflanzen keinen Pestiziden oder anderen chemischen Düngern ausgesetzt waren. Wer Salbei und Rosmarin im Garten hat, kann aus ihnen sogar hauseigenen Hustensirup herstellen. Aber auch Zwiebeln könnten so zu einem spannenden Heilmittel aus dem eigenen Garten verwertet werden. Wer gerne Cocktails selbst mixt, kann mit Minze eine hausgemachte Geheimzutat für diese erzeugen. Aber auch mit so ziemlich jedem anderen essbaren „Kraut" aus dem Garten lassen sich interessante Zutaten für die hauseigene Cocktailbar kreieren. Die einzigen Grenzen sind auch bei der Sirup-Herstellung wieder nur jene des persönlichen Geschmacks.

Lagerung

Konserven in Glas oder Flasche

Eingemachtes, Eingewecktes, Eingekochtes: Am besten lagert man die Gläser an einem kühlen, dunklen Ort. Einmal geöffnet, sollten die Vorratsbehälter unbedingt im Kühlschrank aufbewahrt und deren Inhalt rasch verzehrt werden. Die meisten Fehler, die beim Konservieren passiert sein könnten, erkennt man sofort mit freiem Auge: Schimmel an der Oberfläche von Konfitüre oder Einmachglas ist der häufigste ungebetene Gast in selbst produzierten Vorräten. Während unsere sparsamen Großeltern hier nur die oberste Schicht entfernt und den Rest tapfer gegessen hätten, weiß man mittlerweile, dass dieses Vorgehen, wenn überhaupt, dann nur bei Konfitüren mit mehr als 60 Prozent Zuckeranteil zu empfehlen ist. Ist der Zuckeranteil geringer oder wurde mit Süßstoffen gearbeitet, muss leider der komplette Inhalt des Glases entsorgt werden. Das Glas selbst kann aber – nachdem es gereinigt und wieder sterilisiert wurde – weiterhin verwendet werden. Schimmelsporen sind oft zwar nur an der Oberfläche sichtbar. Man kann aber davon ausgehen, dass sie sich bereits im gesamten Glas verbreitet haben. Auch wenn es im Herzen wehtut: Das Entsorgen ist hier die einzige Lösung.

Höchste Vorsicht ist geboten, wenn die Deckel von selbst gemachten Konserven verdächtig gewölbt und nach oben gebläht sind. Hier haben sich Gase gebildet, die den Inhalt nicht nur ungenießbar gemacht haben. Dieser kann unter Umständen sogar tödlich sein. Dafür verantwortlich zeichnen gesundheitsschädliche Bakterien an manchen Nahrungsmitteln, die eine echte Lebensmittelvergiftung, auch Botulismus genannt, verursachen können. Die Sporen dieser Bakterien haften an Gemüse, Fleisch und Honig und sind für die meisten gesunden Erwachsenen völlig ungefährlich. Sie werden im Darm zuverlässig abgetötet. Das gefährliche „Botulinumtoxin“ (mittlerweile hauptsächlich durch die Schönheitsindustrie bekannt) wird erst unter Sauerstoffausschluss produziert. Die Sporen entwickeln sich dann zu Bakterien. Einmachgläser würden für diesen Vorgang besonders gute Rahmenbedingungen liefern. In einer sauberen Umgebung jedoch haben die Sporen auch unter Vakuum keine Chance zu überleben. Auch Konserven, die in Alkohol oder Essig eingelegt wurden, sind vor diesem chemischen Prozess gefeit. Auf Nummer sicher geht man, wenn das Einmach- oder Einkoch-Gut zweimal abgekocht wird, bevor es in die sterilen Gläser abgefüllt wird.

Lagern und aufbewahren

Vorratsraum

Ein Vorratsraum ist die persönliche Schatzkammer der Selbstversorgungs-Gärtner. Der Anblick voller Regale mit Erzeugnissen aus dem eigenen Garten und der eigenen Küche versetzt nicht nur emotional in Hochstimmung, er beruhigt auch im Hinblick auf die bevorstehenden Wintermonate. Kühl, dunkel und frostsicher sollte die Speisekammer sein. Wenn Luft zirkulieren kann, freuen sich zum Trocknen aufgehängte Kräuterbüschel aber auch Lagergemüse wie Kartoffeln. Die Regale sollten unbedingt an Decke oder Wand fixiert werden. Nichts ist ärgerlicher, als wenn die mühsam erarbeitete Ernte einer instabilen Konstruktion zum Opfer fällt. Ein Vorratsraum erfreut aber nicht nur uns Menschen. Mäuse und Ratten finden unsere Vorräte mindestens genau so unwiderstehlich wie wir. Der beste Schutz gegen sie: Potenzielle Schlupflöcher am Boden dicht machen und die Tür niemals länger als unbedingt notwendig offenstehen lassen.

Erdkeller

Wer das große Glück hat, einen Erdkeller sein Eigen nennen zu dürfen, hat in Sachen Vorratshaltung ganz klar die Nase vorn. Ein Erdkeller bietet die idealen Bedingungen in Sachen Temperatur und Licht. Bei Erdkellern handelt es sich um Anlagen mit weit zurückreichender Tradition, wie bereits archäologische Funde aus vor-römischer Zeit dokumentieren. Von Natur aus kühl und dunkel, boten sie lange vor der Erfindung der Tiefkühltruhe zuverlässige Bedingungen für die Haltbarmachung von Lagergemüse und anderen Vorräten. Wenn der Platz im Garten groß genug ist, spricht aber auch absolut nichts dagegen, sich im 21. Jahrhundert einen ökologisch, ökonomisch und optisch ansprechenden Erdkeller selbst anzulegen. Von ausgetüftelten Konstruktionen, die den kunstvoll angelegten Eishäusern adeliger Herrschaftssitze Konkurrenz machen könnten, bis hin zu ganz pragmatischen Modellen, denen fertige Betonringe aus dem Baumarkt als Grundgerüst dienen, sind der Fantasie und dem Heimwerker-Geist kein Limit auferlegt.

Erdmiete

Auch sie kennen wir in Europa bereits seit der Eisenzeit, wo diese Vorratsgruben schon zur Lagerung und zum Schutz der Vorräte vor Feinden und Tieren angelegt wurden. Im Prinzip handelt es sich um Gruben, die früher mit Lehm ausgekleidet und nach Einlagerung der Vorräte mit Erde bedeckt wurden. Aus der Mode gekommen ist dieses Patent aber niemals wirklich. Es benötigt wenig Platz und ist in wenigen Arbeitsschritten angelegt. Die Grube sollte nicht zu weit vom Haus entfernt sein, um Weg und Zeit zu sparen. Eine Anhöhe eignet sich perfekt dafür, damit kein Wasser hineinlaufen kann. Am Boden der Grube sollte eine Sandschicht als Isolierung eingebracht werden. Wenn im Garten ein Walnussbaum steht, so empfiehlt sich eine Schicht seines Laubes für den Boden, da es Mäuse und andere Nager fernhält. Aber auch das Einbauen von verschiedenen Gerätschaften, die die Nahrungsmittel zusätzlich schützen, hat enorme Vorteile und bedient einmal mehr den Recycling-Gedanken. Geeignet sind: alte Weinkisten, ein großer alter Kochtopf oder ein Fass. Wer keine Angst vor kreativen Experimenten hat: Das Internet liefert auch reichlich Anleitungen, um Erdmieten aus alten Kühlschränken, Waschmaschinen(trommeln) oder Regentonnen zu bauen. Wichtiger ist in jedem Fall eine feste Abdeckung, die kein Wasser durchlässt. Diese kann zusätzlich mit einer Plastikplane geschützt und im Winter mit Stroh oder Reisig isoliert werden.

Wichtig: Gemüse, welches in Erdkeller oder Erdmiete eingelagert werden soll, darf auf keinen Fall gewaschen werden. Die Erdschicht schützt vor Austrocknung, aber auch vor Fäulnis und Verderben. Das Gemüse muss in einwandfreiem Zustand sein. Eine schadhafte Kartoffel kann die ganze Ernte im Lager ruinieren. Manche Gemüsesorten – wie etwa Kartoffeln – sind sehr frostempfindlich und können in einer schlecht isolierten Erdmiete verderben und ungenießbar werden. Obst und Gemüse muss darüber hinaus immer in getrennten Erdmieten gelagert werden. Vor allem Äpfel sind bekanntermaßen schlechte Nachbarn im Winterquartier.

Schlusswort

Ein altes Sprichwort besagt, dass Sonne, die an Heiligabend oder Ostersonntag durch Apfelbäume scheint, ihrem Besitzer ein gutes Jahr verspricht. Anders gedacht könnte man natürlich auch folgern, dass ein Garten mit Obstbäumen und Gemüsebeeten generell nur Gutes erwarten lässt. Selbst wenn die Pflege und das laufende „Tagesgeschäft" je nach Größe des Gartens zu einem Fulltime-Job werden kann, ist das Gefühl, die eigene Ernte einzubringen und den Winter über von diesen Vorräten zu zehren, unbeschreiblich befriedigend und einfach unbezahlbar. Darüber hinaus hat man die absolute Sicherheit, Lebensmittel ohne Chemie und Pestizide auf den Tisch zu bringen, die vom Samenkorn bis zur Verarbeitung in der heimischen Küche Haus und Garten nicht verlassen haben. Ein Leben aus dem Selbstversorger-Garten ist ein Leben mit dem Kreislauf der Natur. Und diese macht bekanntlich keine Fehler. Rückschläge und Kurskorrekturen werden aber auch bei der Gartengestaltung dann und wann einmal auftauchen. Bestimmte Pflanzen sind irgendwann einfach „fertig" – ohne dass Gärtnerin und Gärtner etwas falsch gemacht haben. Das Gärtnern lehrt uns nicht nur Geduld. Vor allem ein gewisses Maß an Respekt und Demut vor der Natur sind neben Obst und Gemüse der eigentliche Gewinn aus dieser sinnstiftenden Tätigkeit.

Impressum
Originalausgabe

Wiesenstraße 5, 14641 Wustermark
E-Mail: post@birne-verlag.de
www.birne-verlag.de

Co-Autorin: Katja Wilhelm
Lektorat: Tina Müller
Covergestaltung und Satz: Wolkenart, Marie-Katharina Becker, www.wolkenart.com
Bildmaterial: ©Shutterstock.com
ISBN: 978-3-00-068731-0

Printed in Poland
by Amazon Fulfillment
Poland Sp. z o.o., Wrocław

83896248R00132